抻筋

田纪钧◎著

北京出版集团公司
北京出版社

前言

　　面对当今社会快速的节奏、巨大的压力、瞬间的变化，您有没有感到身体疲惫，力不从心？您的追求、预期、理想是否还有些遥远？您集聚的能量是不是已经有点儿不够用？如果您有，又没有时间去健身房，那该怎么办呢？

　　您就看看《抻筋》这本书，照着去做！

　　《抻筋》这本书，以传统导引作基础，中西结合为框架，现代科技来诠释，独辟蹊径地教您抻筋。在这本《抻筋》中，介绍了50余块肌肉、十二经筋和100种自创的抻筋术式，一目了然，即学即会，自我操练，随时可行。

　　练抻筋，可以通畅经络，保障健康；平衡阴阳，调疾防病；活动自如，舒畅身心。

　　练抻筋，可以无疾延年益寿，小疾调理保健，患病辅助治疗。

　　当您练过抻筋，而身心舒畅、精力充沛、活力四射的时候，一定就离不开您的这位堪称健康挚友、养生宝典的《抻筋》啦！

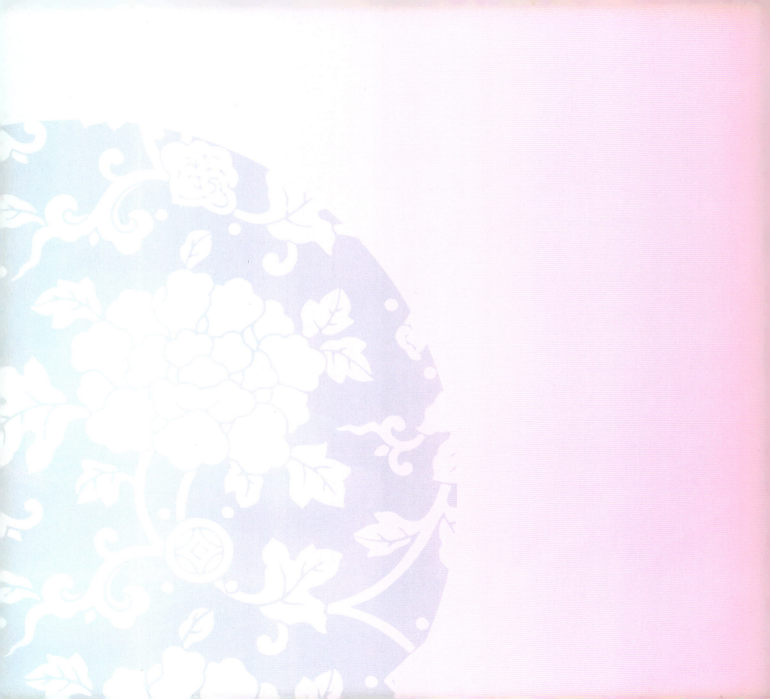

目录

抻
筋

CHEN JIN

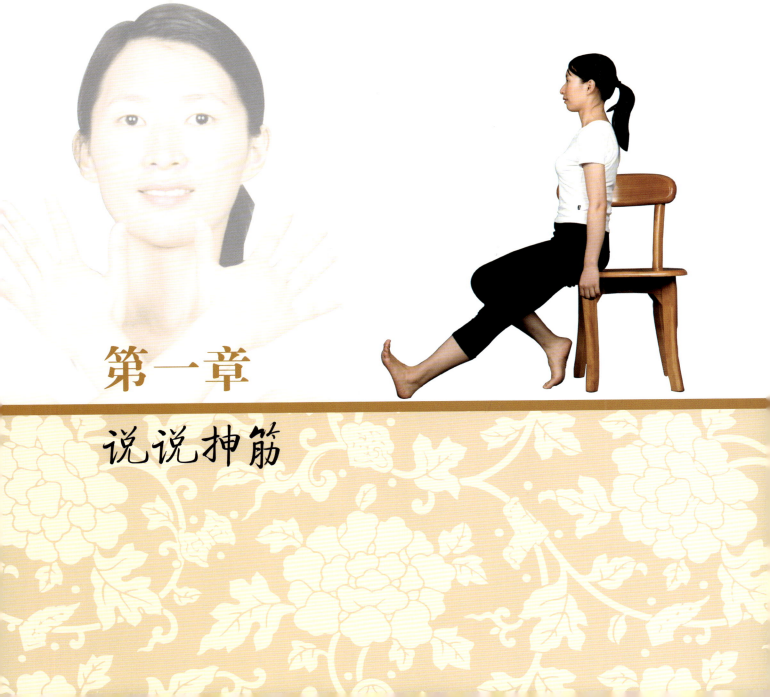

第一章

说说抻筋

抻，古写㩐，拉长、扯平的意思，像抻面、把衣服抻抻、把袖子抻出来。如果抻的是筋，就是抻筋。

筋的概念广泛，有狭义和广义之分。

筋这个字，由竹、月和力组成。

竹分很多节，说筋有竹节样的形态；月作为偏旁称肉月旁，说筋是肉性组织；力指力量，说筋可以产生力量。在人体中，可随人的意志伸缩变形、产生力量并有牵拉肢体产生相应活动的组织，非骨骼肌莫属。所以，狭义的筋，是指骨骼肌。正如《说文解字》中说："筋者，肉之力也。"筋就是能够产生力量的肌肉。

广义的筋，是把骨头以外的组织都叫做筋，包括皮肤、皮下组织、肌筋膜、肌肉、肌腱、韧带、滑膜、关节囊、椎间盘、软骨、神经、血管等一切软组织的总称。

在古代中医著作中，又从筋衍生出更细化的筋，相当于现代解剖学的软组织。

1. 尽筋——又称做"筋纽"，是指肌末端的腱。

2. 膜筋——指片状的肌肉，或包绕在肌肉外层的筋膜。

3. 宗筋——宗，总也。一指诸筋总汇的粗大处，即多条大筋会聚而形象高突、刚劲有力的肌肉；另是指髋腹腰背之大筋，如腹直肌、髂腰肌、竖脊肌。

4. 束骨筋——关节囊。

5. 大筋——分布于手足项背，直行而粗大的肌肉。

6. 小筋——又称柔筋，是分布于胸腹头面的横行、细小、质柔的肌肉。

7. 维筋——维者，网维，是维系网络之筋，多指腱膜。

第一节 抻筋

抻，是拉长、扯平；筋，是骨骼肌；抻筋，就是拉长骨骼肌，同时把覆盖在骨骼肌外面的筋膜扯平。

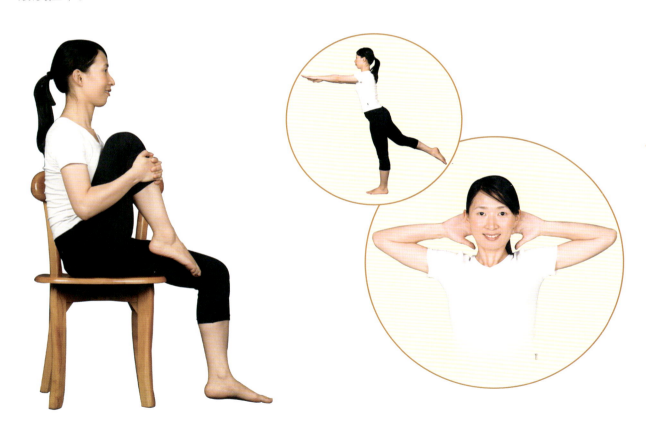

第二节　导引

　　导引是古代流传的一种健身方法。以肢体运动、呼吸运动和自我按摩相结合为特点。也叫做道引。唐代王冰说："导引，谓摇筋骨，动支节。"唐代释慧琳《一切经音义》中说："凡人自摩自捏，伸缩手足，除劳去烦，名为导引。"古代导引一般徒手进行，也有的辅以简单器械。以达到行气活血，养筋壮骨，除劳去烦，祛病延年的目的。

　　抻筋，就是传统导引中侧重肢体运动和呼吸运动的一种方法。

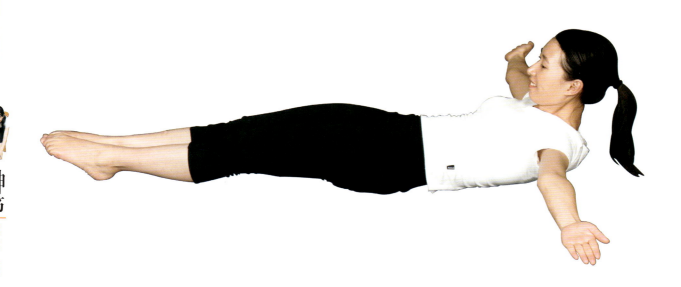

抻筋
CHEN JIN

第三节 抻筋的作用

抻筋的作用很多，主要有以下3种。

一、通畅经络，保障健康

气既是体内流动着的富有营养的精微物质，又泛指脏器组织的机能；血是由食物精华通过气化作用而生成的一种物质。它们是养筋壮骨，除劳去烦，祛病延年的最根本的物质保证。

经络是人体气血运行的通道。通过经络系统的联系，把人体内外、脏腑、肢节连成一个有机的整体。气血运行通畅，身体就健康；气血运行不够通畅，身体就有疾（亚健康）；气血运行不通畅，身体就有病（不健康）。

抻筋可以通畅经络，使保障健康的最根本的物质遍布全身，各脏器组织发挥的正常机能，达到最高的心理、生理状态，保障健康。

二、平衡阴阳，调疾防病

"疾"与"病"含义不相同，"疾"就是"未病"，不是无病而是不易察觉或不可见的阴阳、气血、脏腑、营卫不平衡的小病；而"病"也就是"已病"，是"疾"进一步发展到易于察觉或可见的程度，正如《说文解字》中解释的"病，疾加也"。

中国古代认为，疾、病二字是有区别的，而我们现在所说的"病"，古代称为"疾"，只有当"疾"加重以后，才可以成为"病"。疾、病都可以称为"疾"，但是不能把"疾"直接称为"病"。所以懂得养生的人不等病已经发生再去治疗，而是治疗在病发生之前的疾，如同不等到乱事已经发生再去治理，而是治理在它发生之前。如果病已发生，然后再去治疗，乱子已经形成，然后再去治理，那就如同临渴而掘井，战乱发生了再去制造兵器，那不是太晚了吗？为此，我们要注意不要染"疾"，虽然"疾"轻浅，还未显露，或者说未发展到"病"那样严重的程度，但由染疾发展到患病，患者就会感觉到痛苦，也就延误了阻断由"疾"发展到"病"的最佳时机。

抻筋可以平衡人体阴阳、气血、脏腑、营卫的平衡，从而调理不容易察觉或尚未达可见程度的"疾"，使它不发展成"病"，是调理亚健康的最佳方法之一。

抻筋
CHEN JIN

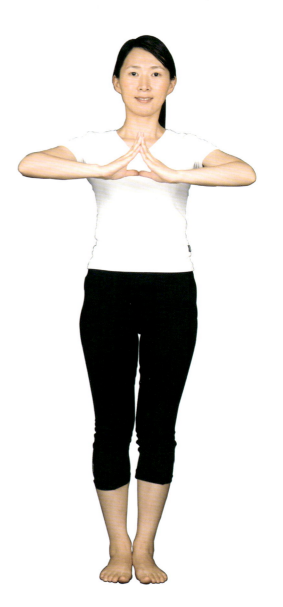

三、活动自如，舒畅身心

　　牵拉肌肉，可以产生腱反射器兴奋效应，以及恢复肌纤维的正常排列作用，使紧缩的肌肉放松，使肌肉达到正常的收缩、舒张状态。这种状态让我们感觉到轻松舒适、活动自如、心情舒畅、充满活力。

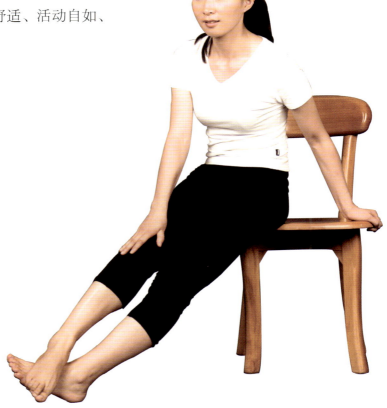

人人都需要抻筋，人人也都可以抻筋，只不过因各人身体状况不一样，而需要因人而异。

1. 随时都可以抻筋，但以晨起，工作中感到紧张或压力大，久坐或者久站之后，以及感到浑身僵硬、不舒服时最适宜。

2. 抻筋时要身心放松，注意力集中到被抻的肌肉，缓慢轻柔，逐渐增加强度，直至最佳并持续，同时作平稳的呼吸吐纳。因为屏气时肌肉紧缩不利抻筋，而呼吸吐纳时肌肉放松有利抻筋。同时，能够"以气引力"，就是通过气机的调节使气血循行加快。

3. 抻筋时感到肌肉有牵拉感而且舒适，就是最佳的程度。过度会出现疼痛、不适甚至造成损伤，过轻则起不到作用。

4. 抻筋要持之以恒，坚持不懈必见显效。

5. 当你抻筋时或抻筋后感觉不适，应检讨操作方法，尤其是姿势是否正确？强度是否过大？次数是否过多？

6. 当你身体近期患病，应暂停抻筋，直至疾病痊愈。

7. 因外伤等原因关节活动受限，不宜做与这个关节有关的抻筋。

8. 抻筋只作为养生健体、调理亚健康状态的一种导引方法，最多可对病的恢复期有所帮助。为此，有病还得去医院请专业医生诊疗。

抻筋
CHEN JIN

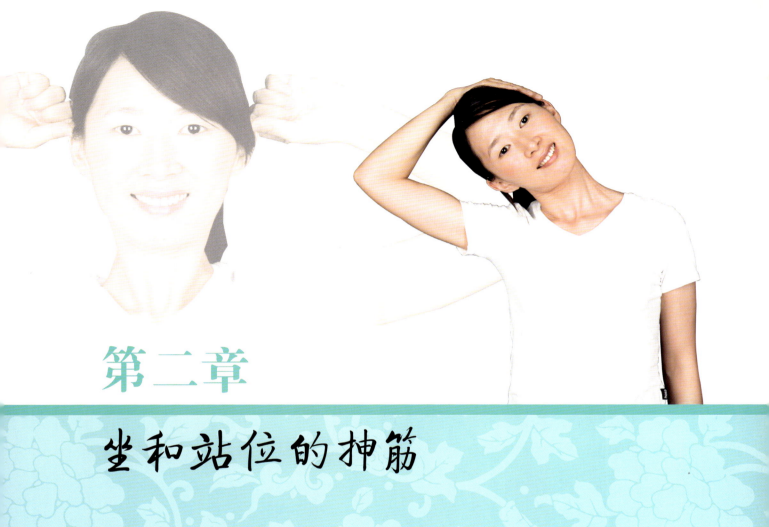

第二章

坐和站位的抻筋

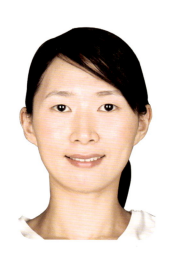

抻筋
CHEN JIN

第一节 面部的抻筋

面部由五官组成，一般地说五官是指眼、口、鼻、耳、眉。

中医学所说五官则是指眼、舌、唇、鼻、耳，而且有更深的内涵，即眼与肝有关、舌与心有关、唇与脾有关、鼻与肺有关、耳与肾有关。也就是说，内脏有病可以反映在五官，五官有病也可以影响内脏；治疗内脏疾病可以消除五官症状，治疗五官疾病也可以对内脏起调理作用。

一、面部抻筋的作用

抻面部的筋，根据中、西医学的原理，共有5方面的作用。

（一）养生保健

通过抻眼、舌、唇、鼻、耳周围的筋，可以增强相应肝、心、脾、肺、肾内脏的功能，起到养生保健的作用。

（二）美容

经常做面部抻筋，有养颜美容和预防减轻"鱼尾纹"、"眼袋"和"鸡脖子"的作用。

（三）松弛声带

抻筋可以松弛声带，使您的声音悦耳、歌唱自如以及有利言语交流，提高语言的学习、模仿能力。

（四）促进食欲

舌头的运动可以增强味蕾的功能，从而提高味觉的敏感度，促进食欲。

（五）缓解相应内脏病变引发的症状

抻眼部周围的筋，可以缓解胁痛、烦躁等症状；抻舌，可以缓解心悸、气短等症状；抻唇周围的筋，可以缓解肢体倦怠、五心烦热等症状；抻鼻周围的筋，可以缓解咳喘、身体寒冷等症状；抻耳周围的筋，可以缓解腰酸、腿痛等症状。

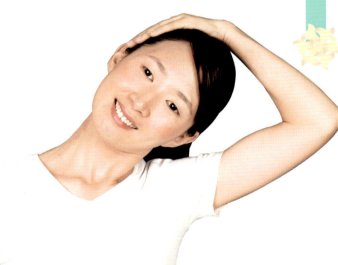

二、面部抻筋的术式

（一）八戒揪耳式

1. 坐位。

2. 双手拇、食指捏住双耳上部。

3. 吸气时上提、呼气时松开，连续呼吸吐纳6次。

4. 双手拇、食指捏住双耳下部。

5. 吸气时下拉、呼气时松开，连续呼吸吐纳6次。

6. 双手拇、食指捏住双耳中部。

7. 吸气时外拉、呼气时松开，连续呼吸吐纳6次。

本方法抻的是咬肌、翼外肌和颧肌。

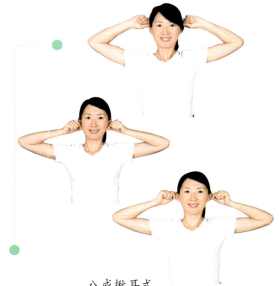

八戒揪耳式

1. 咬肌，来源于希腊语"咀嚼"，位于耳垂的前下方，咬紧牙关时可以看见它鼓起，它的作用是做咬和咀嚼的动作。

2. 翼外肌位于耳朵的前方，张口闭口时可以看见它在动，功能是参与咬和咀嚼的动作。

3. 颧肌位于耳朵前上方，它的作用是协助咬肌做咬和咀嚼的动作。

健身功效

1. 咬肌的紧缩会引起眉棱骨、颧骨、嘴外侧和耳前部疼痛不适，抻后可缓解。

2. 翼外肌的紧缩会引起颞部和耳前疼痛不适，抻后可缓解。

3. 颧肌的紧缩会引起颧骨下和鼻子旁疼痛不适，抻后可缓解。

4. 根据五官和内脏的关系，抻耳对肾有保健作用。

5. 青年人经常做八戒揪耳式，可以预防鱼尾纹过早出现；中年人经常做八戒揪耳式，可以预防鱼尾纹发展过快；老年人经常做八戒揪耳式，可以使鱼尾纹变浅。

抻筋

CHEN JIN

（二）捂嘴弄舌式

1. 坐位。

2. 双手捂嘴，将舌头稍伸出。

3. 吸气时上卷、呼气时下伸，连续呼吸吐纳6次。

4. 双手捂嘴，将舌头稍伸出。

5. 吸气时向左偏、呼气时向右偏，连续呼吸吐纳6次。

6. 双手捂嘴，将舌头稍伸出。

7. 吸气时缩舌，呼气时伸舌，连续呼吸吐纳6次。

本方法抻的是舌部肌肉。

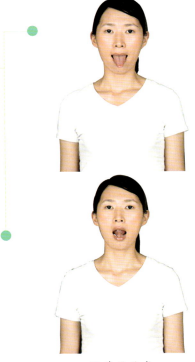

捂嘴弄舌式

医学小常识

　　弄舌：病名，出自《疮疡经验全书》。又名吐舌，舒舌。由心经、脾经积热引起，表现为时时伸出舌头在口外，旋转伸缩，左右吐弄。用泻心、脾二经之热的方法治疗。

健身功效

1. 抻舌部肌肉可缓解舌部不适和味觉不敏感。

2. 根据五官和内脏的关系，抻舌部肌肉对心有保健作用。

3. 经常做捂嘴弄舌式，可以使舌头运动自如，有利于言语交流，提高语言的学习、模仿能力和味觉的敏感度。

（三）瞠目揪睑式

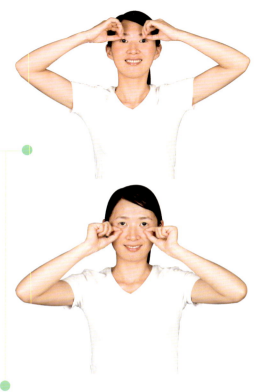

瞠目：张目直视，瞪着眼睛。

1. 坐位。

2. 双眼睁开，双手拇、食指分别轻轻捏住上眼睑。

3. 吸气时轻轻提起、呼气时放松，连续呼吸吐纳6次。

4. 双眼睁开，双手拇、食指分别轻轻捏住下眼睑。

5. 吸气时轻轻提起、呼气时放松，连续呼吸吐纳6次。

本方法抻的是眼轮匝肌。

瞠目揪睑式

医学小常识

1. 睑：眼睑，眼皮。
2. 眼轮匝肌位于眼眶周围，负责眼睛的闭合和斜视。

健身功效

1. 眼轮匝肌的紧缩会引发眉棱骨和鼻旁部疼痛不适，抻后可缓解。
2. 根据五官和内脏的关系，抻眼轮匝肌对肝有保健作用。
3. 随着年龄增长，眼部下方肌肉会逐渐松弛，俗称"眼袋"。青年人做瞠目揪睑式，可以预防"眼袋"过早出现；中年人做瞠目揪睑式，可以预防"眼袋"发展过快；老年人做瞠目揪睑式，可以使"眼袋"变小。

抻筋
CHEN JIN

（四）咧嘴伸颌式

1. 坐位。

2. 一手捂嘴、一手捂住颈部。

3. 吸气时闭口、将嘴角向两边伸展，下颌的肌肉也同时向外伸展。

4. 呼气时放松，连续呼吸吐纳6次。

本方法抻的是颈阔肌和二腹肌。

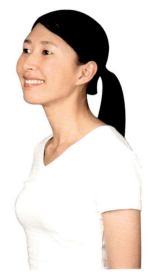

咧嘴伸颌式

医学小常识

1. 颌就是下颌骨。

2. 颈阔肌源于希腊语，意思是"宽大的肌肉"，位于颈侧皮下，覆盖从下颌至颈侧及整个咽喉部，作用是协助面部表情肌运动。

3. 二腹肌位于下颌骨下面，附着在喉结的两边，作用是使嘴张开。

健身功效

1. 颈阔肌的紧缩会引发颈侧及咽部不适，抻后可缓解。

2. 二腹肌的紧缩会引发颈侧及咽部不适，有时还会出现声音嘶哑，抻后可缓解。

3. 根据五官和内脏的关系，抻颈阔肌和二腹肌对脾有保健作用。

4. 随着年龄增长，颈部两侧肌肉会逐渐松弛，俗称"鸡脖子"。青年人做咧嘴伸颌式，可以预防"鸡脖子"过早出现；中年人做咧嘴伸颌式，可以预防"鸡脖子"发展过快；老年人做咧嘴伸颌式，可以使"鸡脖子"变轻。

5. 可以松弛声带，使您的声音悦耳，歌唱自如。

（五）鼻翼分飞式

1. 坐位。

2. 吸气时两侧鼻翼张开。

3. 呼气时回复原位，连续呼吸吐纳6次。

本方法抻的是颧肌和提上唇肌

医学小常识

　　1．颧肌位于上唇上方和颧骨下方的内侧，耸鼻向上时可以看见它在动，它的作用是提拉上唇和形成面部表情。

　　2．提上唇肌位于上唇上方和颧骨下方的外侧，它的作用是提拉上唇和形成面部表情。

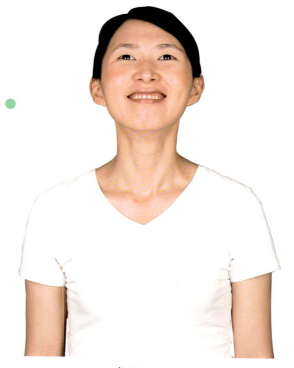

鼻翼分飞式

健身功效

1. 颧肌的紧缩会引发颧骨下和鼻旁疼痛不适，抻后可缓解。

2. 提上唇肌的紧缩也可引发颧骨下和鼻旁疼痛不适，抻后可缓解。

3. 根据五官和内脏的关系，抻颧肌、提上唇肌对肺有保健作用。

抻筋
CHEN JIN

（六）面面俱到式

前面的面指面部，后面的面指方面，这里的面，是指面部的各个方面，即眼、舌、唇、鼻、耳。俱到，指都动。面面俱到式，就是眼、舌、唇、鼻、耳都动的术式。

1. 坐位。

2. 吸气时，两侧面部分别向后伸展，此时嘴角、鼻翼、眼眉、耳朵和头皮都向外分开，达到最大限度保持。

3. 呼气时，放松，回复原位。

4. 连续呼吸吐纳6次。

本方法抻的是咬肌、翼外肌、翼内肌、眼轮匝肌、颧肌、提上唇肌。

医学小常识

1. 翼内肌位于翼外肌的内下方，作用是帮助下颌闭合，常常跟咬肌的紧缩一起出现症状。

2. 咬肌、翼内肌、翼外肌、眼轮匝肌、颧肌、提上唇肌的紧缩，被称为是引发面部问题的元凶。

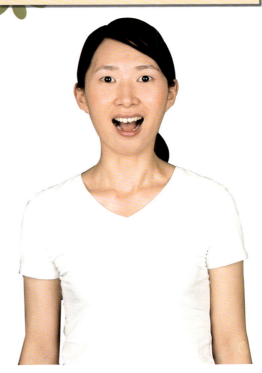

面面俱到式

1. 咬肌的紧缩会引发眉棱骨、颧骨、嘴外和耳前部疼痛不适，抻后可缓解。

2. 翼外肌的紧缩会引发颞部和耳前疼痛不适，抻后可缓解。

3. 翼内肌的紧缩会引发下颌角和耳前疼痛不适，抻后可缓解。

4. 眼轮匝肌的紧缩会引发眉棱骨和鼻旁疼痛不适，抻后可缓解。

5. 颧肌的紧缩会引发颧骨下和鼻旁疼痛不适，抻后可缓解。

6. 提上唇肌的紧缩也可引发颧骨下和鼻旁疼痛不适，抻后可缓解。

7. 根据五官和内脏的关系，抻眼、舌、唇、鼻、耳对肝、心、脾、肺、肾有保健作用。

8. 由于面面俱到式把眼、舌、唇、鼻、耳都抻到了，所以经常抻有预防和减轻"鱼尾纹"、"眼袋"和"鸡脖子"的作用。同时，还可以松弛声带，使您的声音悦耳，歌唱自如以及有利言语交流，提高语言的学习、模仿能力和味觉的敏感度。

注意：要用手捂住面部，可以不碍观瞻，以便把动作做到位。

抻筋
CHEN JIN

第二节 颈部的抻筋

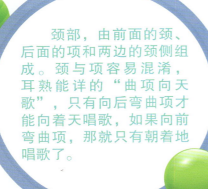

颈部，由前面的颈、后面的项和两边的颈侧组成。颈与项容易混淆，耳熟能详的"曲项向天歌"，只有向后弯曲项才能向着天唱歌，如果向前弯曲项，那就只有朝着地唱歌了。

 ## 一、颈部抻筋的作用

（一）增强体质、延年益寿

颈部的抻筋，主要是通过牵拉肌肉、筋膜和关节囊，解除肌肉的疲劳性紧缩，保持静态和动态平衡，使椎动脉、交感神经、枕大神经、枕小神经和枕下神经功能正常，达到"阴平阳秘"的健康状态，起到增强体质、延年益寿作用。

（二）预防颈椎病

颈椎间盘退变，也就是老化和功能减退，是颈椎病发生的病理基础，抻筋可以保持肌肉的正常舒张和收缩，从而延缓椎间盘老化和功能减退的速度，预防颈椎病的发生。

（三）消除轻微症状、阻断疾向病发展

对有疾的人，通过牵拉解除病变软组织对椎动脉、交感神经、枕大神经、枕小神经和枕下神经的影响，起到消除轻微症状、阻断疾向病发展而回到健康状态的作用。

（四）辅助治疗、加快康复

对有病的人，在医生治疗之后，通过抻筋可以起到增强恢复力、辅助治疗、加快康复的作用。

医学小常识

1. 颈椎一共有7节，分别叫做第一颈椎至第七颈椎。

2. 7节颈椎分别组成很多关节，第一颈椎与枕骨组成寰枕关节，可以完成点头动作；第一颈椎与第二颈椎组成寰枢关节，可以完成头部左、右各45度旋转的动作；其他颈椎之间分别由两个关节突关节（也叫后关节）和两个钩椎关节形成关节，可以完成颈椎前屈、后仰、侧屈和旋转各方向的动作。

3. 相邻颈椎之间都有椎间盘，由上下的软骨板、周围的纤维环和内部的髓核组成，它的张应力支撑相邻椎体保持正常的椎间隙，而它的形状改变又参与了颈椎各个方向的活动，是颈椎最重要的组织结构之一，现在非常"时髦"的颈椎病，最初始的病理改变就是颈椎间盘的退行性改变。

4. 颈椎周围的软组织，是与向上支撑的椎间盘张应力相反的收缩应力，它们共同保障运动时的动态平衡和静止时的静态平衡。当颈椎间盘发生退行性改变后，首当其冲影响的就是软组织，而受影响损伤的软组织是颈椎病出现症状原因，同时也是治疗的主要组织。

5. 颈椎周围的血管，主要是椎动脉，从颈椎两侧横突的椎动脉孔穿过上行，入颅汇合形成基底动脉，是头面器官供血的主要途径，椎动脉受软组织影响而致的供血不足，是出现眩晕和眼、耳、鼻、咽症状的主要原因。

6. 颈椎周围的神经，主要有交感神经、枕大神经、枕小神经和枕下神经。枕大神经和枕下神经受病变软组织影响，是造成头痛的原因之一。枕下神经受病变软组织影响，是造成颈项疼痛不适的主要原因。

抻筋
CHEN JIN

二、颈部抻筋的术式

（一）头肩争力式

争力：头部向上用力，双肩向下用力，形成的相争之势。

1. 坐或站立位。

2. 两个眼睛向前平视，不仰头也不低头。

3. 头向上用力、双肩向下用力，形成相争之势。

4. 保持连续呼吸吐纳6次的时间。

本方法抻的是头半棘肌、肩胛提肌和足太阳经筋。

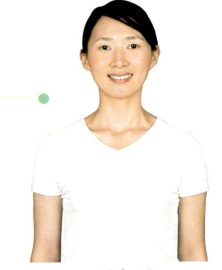

头肩争力式

医学小常识

1. 头半棘肌位于背部、项部和枕后，功能是收缩时使头后仰。

2. 肩胛提肌位于颈侧和背部，起点不动收缩时上提肩胛骨，止点不动收缩时使头后仰。

3. 足太阳经筋起于足部，止于头部，循行于小腿后面、大腿后面、臀部、腰部、背部、项部和枕后。

健身功效

1. 头半棘肌的紧缩，除引起背部、项部和枕后部疼痛不适外，还可以引起后仰时眩晕、头痛，眼、耳、鼻、咽症状和情绪波动等精神方面异常，抻开拉长可以缓解。

2. 肩胛提肌的紧缩，除引起背部、项部和颈侧疼痛不适外，还可以引起旋转时眩晕、头痛、眼、耳、鼻、咽症状和情绪波动等精神方面异常，抻开拉长可以缓解。

3. 抻足太阳经筋，可以增强头项、五官、胃、肠、背、腰和下肢的功能，有重要的养生保健作用。

4. 头向上用力、肩向下用力，形成颈椎牵引之势，牵拉了肌肉、加大了椎间隙，使椎间盘受到的纵向应力减小，延缓了退变，预防了颈椎病的发生。

第二章 坐和站位的抻筋

21

（二）侧前倾倒式

1. 坐或站立位。

2. 左手扳住头部右侧，将头颈向左前方侧屈，达到最大限度保持，持续呼吸吐纳6次的时间。

3. 右手扳住头部左侧，将头颈向右前方侧屈，达到最大限度保持，持续呼吸吐纳6次的时间。

本方法抻的是斜方肌上部、头夹肌、颈夹肌和手三阳经筋。

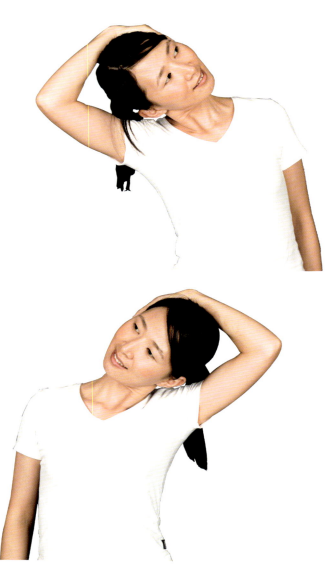

侧前倾倒式

抻筋
CHEN JIN

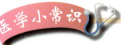

医学小常识

1. 斜方肌上部位于项部中央韧带的旁边，单侧收缩时使头向侧后方仰，双侧收缩时使头后仰。

2. 头夹肌位于斜方肌上部深层上方，单侧收缩时使头向同侧旋转，双侧收缩时使头后仰。

3. 颈夹肌位于斜方肌上部深层下方，单侧收缩时使头向同侧旋转，双侧收缩时使头后仰。

4. 手三阳经筋起于手指，止于头部，循行于上肢背侧。

健身功效

1. 斜方肌上部的紧缩除引起项部、枕部、颞部、牙和背部疼痛不适外，还可以引起眩晕、上肢背侧皮肤敏感或麻木，抻开拉长可以缓解。

2. 头夹肌位于斜方肌上部的深层，紧缩除引起项部和头顶疼痛外，还可以引起眩晕、头后部压迫感和枕后麻木，抻开拉长可以缓解。

3. 颈夹肌的紧缩除引起偏头痛、颅内跳痛和从枕部开始向前穿透到眼后部的疼痛外，还可以引起眩晕和视力模糊，抻开拉长可以缓解。

4. 抻手三阳经筋，可以增强头、项、五官、咽喉、胸胁、腹、大便、小便的功能，有重要的养生保健作用。

5. 长时间伏案操作电脑，使斜方肌、头夹肌和颈夹肌疲劳，出现项部酸胀疼痛。通过侧前倾倒式抻这些肌肉，使疲劳解除、症状消失。

（三）侧后倾倒式

1. 坐或站立位。
2. 左手扳住头部右侧，将头颈向左后方侧屈，达到最大限度保持，持续呼吸吐纳6次的时间。
3. 右手扳住头部左侧，将头颈向右后方侧屈，达到最大限度保持，持续呼吸吐纳6次的时间。

本方法抻的是胸锁乳突肌和手三阳经筋。

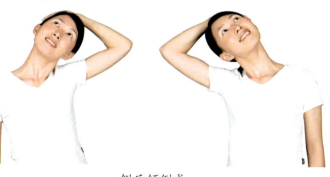

侧后倾倒式

医学小常识

胸锁乳突肌位于颈部侧面，功能是使头向同侧侧屈、脸向对侧旋仰，就是稍微仰起头、转向一侧的姿势，如果向右旋在左边就能看见凸起的胸锁乳突肌。

抻筋
CHEN JIN

健身功效

1. 胸锁乳突肌的紧缩除引起胸骨上端、锁骨内侧、眼上方、耳后方及深部疼痛外，还可以引起颈部僵硬、吞咽时舌头疼痛、眩晕、走路不稳、眼花视力模糊、咽部不适和鼻子堵塞等，抻开拉长可以缓解。

2. 抻手三阳经筋，可以增强头、项、五官、咽喉、胸胁、腹、大便、小便的功能，有重要的养生保健作用。

3. 当胸锁乳突肌紧缩影响颈交感神经节时，可造成血压高或低的异常，抻胸锁乳突肌消除紧缩，可以起到调节血压的作用。

（四）侧耳寻肩式

1. 坐或站立位。

2. 左手扳住头部右侧，将头颈向左侧侧屈，就像去寻找左肩的样子，达到最大限度保持，持续呼吸吐纳6次的时间。

3. 右手扳住头部左侧，将头颈向右侧侧屈，就像去寻找右肩的样子，达到最大限度保持，持续呼吸吐纳6次的时间。

本方法抻的是前、中、后斜角肌和手三阳经筋。

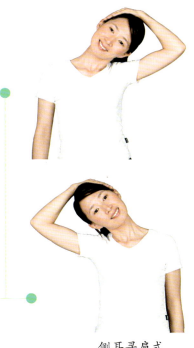

侧耳寻肩式

医学小常识

　　斜角肌这个词来自于希腊语，意思是"不平衡"，由前、中、后3部分组成，它位于颈部侧面，胸锁乳突肌之后、斜方肌上部之前，止于第一和第二肋骨，单侧收缩时使头颈向前侧方屈，双侧收缩时使头颈前屈。

健身功效

1. 斜角肌的紧缩除引起颈侧、锁骨上窝、胸部、背部和上肢的疼痛麻木外，还可以引起上肢肿胀、针刺、烧灼感或手突然无力而摔掉东西，以及失眠、易怒、沮丧等精神方面的异常，抻开拉长可以缓解。

2. 手三阳经筋，起于手指、止于头部、循行于上肢背侧。抻它可以增强头、项、五官、咽喉、胸胁、腹、大便、小便的功能，有重要的养生保健作用。

3. 臂丛神经的近端通过前、中、后斜角肌，如果受到紧缩肌肉的影响，可以出现上肢的疼痛或麻木，做侧耳寻肩式抻筋能够起到预防作用。

（五）颌胸顾盼式

颌：下颌。胸：前胸。顾盼：看。

1. 坐或站立位。

2. 头颈向前屈曲，到下颌离胸部3个横指的距离。

3. 头向左侧旋转，达到最大限度保持，持续呼吸吐纳6次的时间。

4. 头向右侧旋转，达到最大限度保持，持续呼吸吐纳6次的时间。

本方法抻的是项韧带、斜方肌上部、斜方肌中部、肩胛提肌和手三阳经筋及足太阳经筋。

医学小常识

　　1. 项韧带，是棘上韧带在项部特别增厚的部分，对颈椎的稳定起到重要作用。

　　2. 斜方肌中部，起于下段颈椎和上段胸椎，止于肩胛骨肩胛冈上缘，单侧收缩时使头向侧后方仰，双侧收缩时使头后仰。

抻筋
CHEN JIN

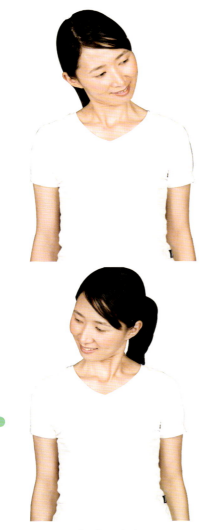

颌胸顾盼式

健身功效

1. 项韧带的问题，可引发颈部疼痛不适、眩晕、头痛和颈部活动受限等症状，抻开拉长可以缓解。

2. 斜方肌中部的紧缩，除引起项背部疼痛外，还能引起头痛、枕部痛、下颌痛和牙痛等症状，抻开拉长可以缓解。

3. 抻手三阳经筋，可以增强头、项、五官、咽喉、胸胁、腹、大便、小便的功能，有重要的养生保健作用。

4. 抻足太阳经筋，可以增强头、项、五官、胃、肠、背、腰和下肢的功能，抻它们都有重要的养生保健作用。

5. 长时间前屈，如写字、玩电脑游戏、打麻将等，会使项韧带劳损，在脖子后面形成一个硬块，以前叫做"扁担疙瘩"，是指长期担扁担形成的。现在担扁担的少了而使用电脑的多了，改成"电脑疙瘩"更为贴切。经常做颌胸顾盼式抻筋，可以缓解劳损继而不出现"电脑疙瘩"。

（六）坐井观天式

坐井观天：坐在井底看天，比喻眼界狭小，所见有限。

1. 坐位。

2. 头后仰，双眼遥望天空，达到最大限度保持，持续呼吸吐纳6次的时间。

本方法抻的是胸锁乳突肌、颈阔肌和手三阳经筋。

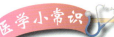
健身功效

1. 颈阔肌的紧缩，除引起颈侧疼痛不适外，还能引起下颌、咽喉和上胸刺痛以及面部表情不自如等症状，抻开拉长可以缓解。

2. 抻手三阳经筋可以增强头、项、五官、咽喉、胸胁、腹、大便、小便的功能，有重要的养生保健作用。

3. 颈阔肌位于颈部两侧，它的松弛是造成"鸡脖子"的主要原因，抻筋可以训练肌肉的收缩力，从而预防、延缓或减轻"鸡脖子"的发生。

注意：患有颈椎病者，如在做以上某一术式时感到眩晕不适，应立即停止；年老体弱者，可酌情减少呼吸吐纳的次数。

抻筋
CHEN JIN

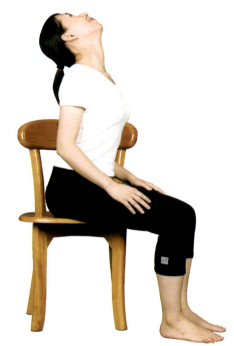

坐井观天式

第三节　背部的抻筋

背部是非常重要的神经、经络和信息的传导部位。背部的肌肉紧缩，直接影响到这些系统的传导，引起全身器官的功能紊乱，轻则身体不适、生活质量低下，重则出现各种症状。所以背部的调理对养生保健至关重要。

一、背部抻筋的作用

1. 可以消除或减轻背部的疼痛不适和疲劳。

2. 可以消除或减轻背部脏器的功能性症状，例如胸闷气短、心前区不适、消化不良等。

3. 可以预防青少年脊柱侧弯和老年性驼背。

4. 有助于保持脊柱的曲线，塑造良好身材。

5. 可以疏通督脉、任脉、夹脊和膀胱经，是人体健康，益寿延年。

医学小常识

1. 背部由12节胸椎、肩胛骨和周围的软组织构成。
2. 背部的神经有胸神经后支的内、外侧支分布。
3. 背部有督脉、夹脊和膀胱经循行。
4. 背部有"隐性循经传感线"通过。

二、背部抻筋的术式

（一）抱颈缩背式

1. 坐或站立位。

2. 两腿分开，双肘屈曲，两手在枕后交叉。

3. 吸气时挺胸缩背，达到最大限度保持。

4. 呼气时放松。

5. 连续呼吸吐纳6次。

本方法抻的是胸大肌上部、胸小肌、三角肌前部和手三阴经筋。

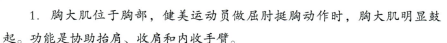

1. 胸大肌位于胸部，健美运动员做屈肘挺胸动作时，胸大肌明显鼓起。功能是协助抬肩、收肩和内收手臂。

2. 胸小肌位于胸大肌的深面，功能是上拉肋骨、帮助呼吸和协助肩关节的运动。

3. 三角肌位于肩部的前、后和侧面，功能是与冈上肌一起旋转上肢。

4. 手三阴经筋起于手指、止于胸部、循行于上肢内侧。

抻筋

CHEN JIN

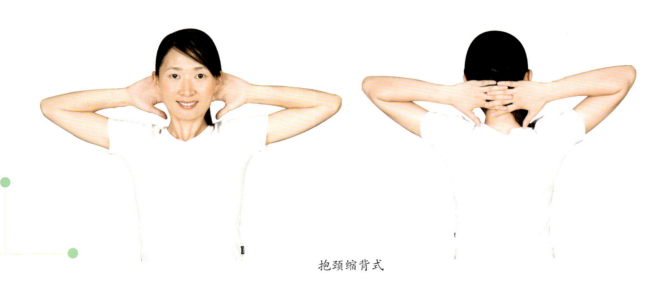

抱颈缩背式

健身功效

1. 胸大肌的紧缩，除引发胸痛、上肢内侧及小指疼痛或麻木外，还能够引起乳头敏感和乳房疼痛不适等症状，抻开拉长可以缓解。

2. 胸小肌的紧缩，除引发胸部深层疼痛不适外，还能引起背痛、上肢内侧疼痛麻木以及整个乳房的疼痛等症状，抻开拉长可以缓解。

3. 三角肌前部紧缩，除引发肩前部疼痛不适外，还能引起抬起上肢时疼痛不适以及受到限制等症状，抻开拉长可以缓解。

4. 抻手三阴经筋，能够增强咽喉、心、肺、胸、胃、胁肋和上肢的功能，有重要的养生保健作用。

5. 胸大肌和胸小肌都位于胸部，与乳腺相邻，它们的紧缩可以刺激乳腺，出现乳腺增生等诸多问题。经常做抱颈缩背式抻筋，可以减少对乳腺的刺激，有预防乳腺增生等发生的作用。

（二）摸肩缩背式

1. 坐或站立位。

2. 两腿分开，双肘屈曲，摸同侧肩。

3. 吸气时，双肩外展，挺胸缩背，到最大限度保持。

4. 呼气时放松。

5. 连续呼吸吐纳6次。

本方法抻的是胸大肌下部、胸小肌下部和手三阴经筋。

医学小常识

　　1. 由于胸大肌的紧缩使肩胛骨向前旋转，造成肩胛骨在背部突出，形成肩部下垂的"削肩膀"和胸部平坦的"扁平胸"姿势，时间久了可以形成难以纠正的固定姿势，还能影响女性乳房正常发育和丰满。

　　2. 由于胸小肌和胸大肌作用接近，胸小肌的紧缩也可以造成"削肩膀"和"扁平胸"，影响女性乳房正常发育和丰满。

抻筋
CHEN JIN

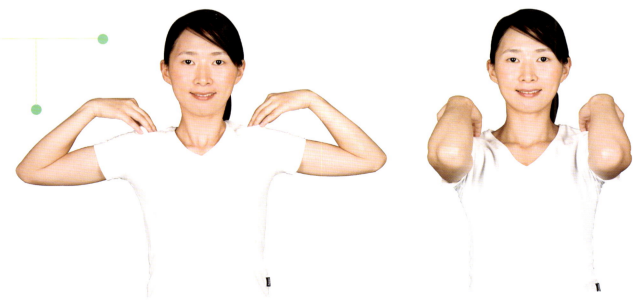

摸肩缩背式

健身功效

1. 胸大肌下部紧缩，除了可以引起胸痛外，还可以造成"削肩膀"、"扁平胸"以及女性乳房发育不正常。经常做摸肩缩背式抻筋，可以预防"削肩膀"和"扁平胸"的发生，还能使女性乳房正常发育和丰满。

2. 胸小肌下部紧缩，可以出现前臂、手或指的麻木及抬臂或向后伸疼痛或受限，摸肩缩背式抻筋可消除。同时，也可以纠正"削肩膀"和"扁平胸"，并能使乳房正常发育和丰满。

（三）抱肩缩胸式

1. 站立位。

2. 两腿分开，双肘屈曲，摸对侧肩。

3. 吸气时，双肩前面靠近，拉紧肩后部的肌肉，到最大限度保持。

4. 呼气时放松回复原位。

5. 连续呼吸吐纳6次。

本方法抻的是背阔肌、菱形肌、斜方肌下部和足三阳经筋。

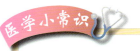

医学小常识

1. 背阔肌位于背部，是"宽广的背部肌肉"的意思，收缩时使肩部向后，就是挺胸展肩的动作。

2. 菱形肌位于后背胸椎与肩胛骨之间，分成小菱形肌和大菱形肌两部分，收缩时使肩胛骨靠近胸椎，就是向后紧缩背部的动作。

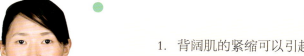

健身功效

1. 背阔肌的紧缩可以引起背部中间和外侧疼痛、肋间神经痛，抱肩缩胸式抻筋可以缓解。

2. 菱形肌的收缩可引起胸椎棘突旁疼痛不适，比较特别的是休息比工作时更加疼痛不适。

3. 斜方肌下部的紧缩，除可以引起背痛外，还可以牵扯到同侧枕、项部和肩后上部疼痛，抱肩缩胸式抻筋可以缓解。由于斜方肌下部与背阔肌邻近，久坐着工作，背部出现的疲劳和不适感，也可由斜方肌下部紧缩引起，抻它可以消除这些令人烦恼的症状。

4. 久坐着工作，背部出现的疲劳和不适感，多由背阔肌、菱形肌和斜方肌下部的紧缩引起，做抱肩缩胸式抻筋，可以消除这些令人烦恼的症状。

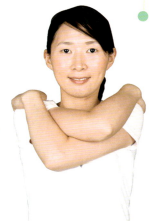

抻筋
CHEN JIN

抱肩缩胸式

（四）抱胸扭转式

1. 站立位。

2. 两腿分开，双肘屈曲，摸对侧肩。

3. 吸气时向左侧旋转，到最大限度保持。

4. 呼气时放松回复原位。

5. 连续呼吸吐纳3次。

6. 吸气时向右侧旋转，到最大限度保持。

7. 呼气时放松回复原位。

8. 连续呼吸吐纳3次。

本方法抻的是背阔肌、斜方肌、横突棘肌和足三阳经筋。

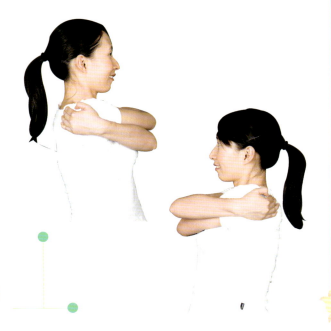

抱胸扭转式

医学小常识

横突棘肌，位于脊椎横突与棘突之间，由数十块短小肌肉组成，由浅入深分别是半棘肌、多裂肌和回旋肌，是稳定脊椎和参与脊椎运动的重要肌肉。

健身功效

1. 横突棘肌的紧缩，可出现涉及多节脊椎旁深层的疼痛，并可牵扯到周围部分，比较严重的还常被误诊为腰椎间盘突出症。做抱胸扭转式抻筋，可以缓解并预防疼痛不适的发生。

2. 经常做抱胸扭转式抻筋，可以缓解因久坐出现的背部酸痛和胁肋胀痛不适。

3. 经常做抱胸扭转式抻筋，有保护椎间盘、延缓退行性改变以及预防脊柱侧弯和椎间盘突出的作用。

（五）坐躬探足式

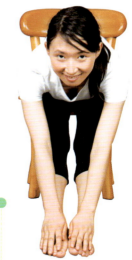

躬：弯着身体。坐躬：坐着弯着身体。

1. 坐位。

2. 双下肢伸直，两足并拢，双手掌放在大腿前面。

3. 吸气时，身体前屈，两手从下肢前面向下够，尽量接近足背，到最大限度保持。

4. 呼气时，身体直起，两手从下肢前面向上移，回复原位。

5. 连续呼吸吐纳6次。

本方法抻的是骶棘肌和足三阳经筋。

医学小常识

　　骶棘肌位于腰背部正中的两侧，由内向外分别是棘肌、最长肌和髂肋肌。它们共同协助呼气、肠蠕动、咳嗽、打喷嚏和参与保持身体的直立和平衡。

健身功效

　　1. 骶棘肌和足三阳经筋的紧缩，可以引起背部紧绷的"背肌痉挛"、背部疼痛或片状麻木、腰臀部疼痛、心脏不适、胸闷和腹部疼痛等症状。

　　2. 经常做坐躬探足式，可以缓解久站久坐或长时间重复同一动作所出现的疲劳、酸痛感。

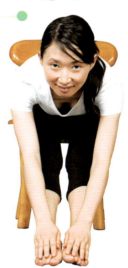

坐躬探足式

抻筋 CHEN JIN

（六）端坐擎天式

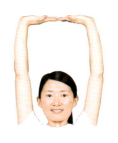

1．坐位。

2．两腿并拢，身体伸直，两臂上举，手心朝上，五指分开伸直，指尖相对。

3．吸气时，上身向上提升，腰部下沉，到最大限度保持。

4．呼气时放松。

5．连续呼吸吐纳6次。

本方法抻的是骶棘肌、背阔肌和足三阳经筋。

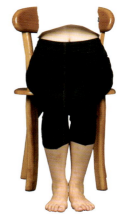

端坐擎天式

医学小常识

中医足太阳经筋的一部分，正好和背部的骶棘肌重叠，而足太阳经筋是人体最大的排毒系统，也是抵御风、寒、暑、湿的重要屏障，抻背部的筋既可以增强体质，也可以排毒养颜。

健身功效

减少椎间盘受到的纵向压力，延缓退变、保持正常功能，从而预防颈椎间盘突出、腰椎间盘突出和颈、腰椎骨质增生。

（七）俯仰排浊式

1. 站立位。

2. 两手十指交叉抱于头后。

3. 吸气时身体后仰，挺腹缩背，到最大限度保持。

4. 呼气时放松，回复原位。

5. 连续呼吸吐纳3次。

6. 吸气时身体前屈，缩胸拉背，到最大限度保持。

7. 呼气时放松，回复原位。

8. 连续呼吸吐纳3次。

本方法抻的是足三阳经筋和足三阴经筋。

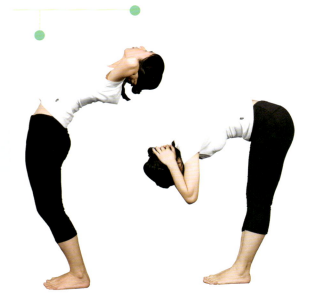

俯仰排浊式

抻筋
CHEN JIN

医学小常识

浊气在中医学中指污浊之气，比如呼出的气和肛门排出的矢气。污浊之气集聚体内，影响气血正常循行，胸闷腹胀，不利健康；排出污浊之气，使气血循行通畅，全身舒适，有利身体健康。

健身功效

1. 排出胸、腹部浊气。

2. 缓解长时间坐着工作出现的胸闷、气短、胃满、腹胀等不适。

3. 预防驼背、食欲不振和便秘等的发生。

（八）胸挺指撑式

1. 稍靠前坐在椅子上。

2. 两手放在身后，十指弯曲，指腹支撑在椅子面上。

3. 吸气时挺胸后仰，指腹用力支撑，到最大限度持续。

4. 呼气时放松。

5. 连续呼吸吐纳6次。

本方法抻的是三角肌前部、胸大肌下部和手三阴经筋。

医学小常识

颈部的神经向下分布到肩、肘、腕、手部的肌肉，颈部的肌肉问题可以引起肩、肘、腕、手部疼痛不适，肩、肘、腕、手部肌肉的问题也可以引起颈部疼痛不适，抻筋时要考虑到这种关联性。

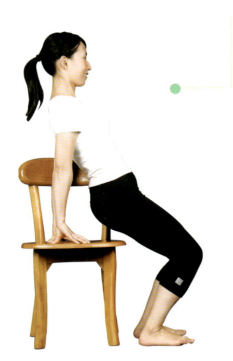

胸挺指撑式

健身功效

1. 加强上肢血液循环，缓解手指疼痛、麻胀和疲劳的作用。

2. 防止长时间使用鼠标感到手指疼痛不适、力不从心的所谓"鼠标手"症状，还可以预防腕部和手指腱鞘炎的发生。

注意：以上术式均应根据个人身体的柔韧度练习，以自己可以达到的范围为最大限度。

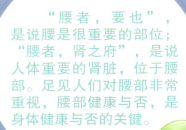

"腰者，要也"，是说腰是很重要的部位；"腰者，肾之府"，是说人体重要的肾脏，位于腰部。足见人们对腰部非常重视，腰部健康与否，是身体健康与否的关键。

一、腰部抻筋的作用

1. 能够减轻腰、背、腿痛和缓解腰、背、腿部疲劳。

2. 能够减轻腹胀、便秘，预防"啤酒肚"的出现。

3. 有利痛经等妇科症状和性功能障碍等男科症状的康复。

4. 能够增强肾的功能，使身体保持良好状态，提高生活质量，延年益寿。

5. 能够预防和减轻骨质疏松。

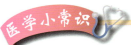

医学小常识

腰位于背部以下、臀部以上、腹部之后。

腰椎有5节，第一腰椎与第十二胸椎相连，第五腰椎与第一骶椎相连，排列成向前凸起的生理弯曲。相邻腰椎之间有椎间盘起支撑作用，当腰椎活动时椎间盘改变形状以适应。

腰部有骶棘肌、横突棘肌、腰方肌、腰大肌和胸腰筋膜等附着或通过。

腰部有督脉、夹脊和膀胱经等通过，是上通头颈下连踝足的重要中转站。

由于腰丛和骶丛均由腰椎发出，所以腰部的损伤是造成腿痛的重要原因，腰腿痛的相连成了普遍的认同。

抻筋

CHEN JIN

二、腰部抻筋的术式

（一）立躬探足式

躬：弯着身体。立躬：站着弯着身体。

1. 站立位。

2. 两足并拢，两手放身体前面。

3. 吸气时，身体前屈，两手从下肢前面尽量接近足背，达到最大限度保持。

4. 呼气时放松，身体伸直，回复原位。

5. 反复呼吸吐纳6次。

本方法抻的是骶棘肌、横突棘肌、腰方肌和足三阳经筋。

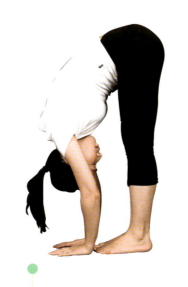

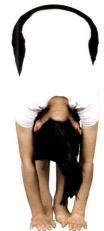

立躬探足式

医学小常识

腰方肌位于腰部两侧，因为呈四方形而得名。收缩时使身体向一侧屈曲，除了控制腰部的活动，还参与咳嗽或打喷嚏时的强迫呼气。腰方肌的紧缩，会出现髋部、臀部、骶髂关节、腹股沟和大腿下部疼痛，咳嗽或打喷嚏时疼痛加重。

健身功效

预防脊椎侧弯和双下肢假性不等长（俗称"长短腿"），使体态端庄、步履矫健。

（二）望云观天式

1. 站立位。

2. 两足分开，两上肢向后背，双手叉腰。

3. 吸气时，身体向后伸展，仰头望天，达到最大限度保持。

4. 呼气时放松，身体直立，回复原位。

5. 反复呼吸吐纳6次。

本方法抻的是腹直肌和足三阳经筋及足三阴经筋。

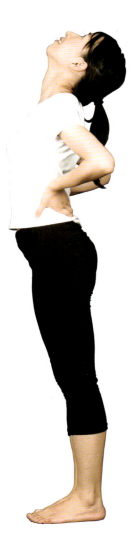

望云观天式

医学小常识

腹直肌，位于腹部正中线两旁，连接于下肋骨和耻骨之间。功能是使身体前屈、侧弯或旋转，在正常和强迫呼吸中，它们协助呼气，同时还帮助血液从腿向上回流到心脏，参与分娩、呕吐、排尿和排便。

健身功效

1. 腹直肌的紧缩，可以引起腹痛、腹胀、食欲不振、消化不良以及便秘，抻腹直肌能缓解，还能预防久坐时出现这些问题。

2. 经常做望云观天式抻筋，可以预防胸闷、腹痛、腹胀、食欲不振、消化不良、下肢静脉曲张和便秘的发生。

抻筋 CHEN JIN

（三）左倾右倒式

1. 站立位。

2. 两足分开，两上肢背到身后，双手相握。

3. 吸气时，身体向左侧侧屈，达到最大限度保持。

4. 反复呼吸吐纳3次。

5. 呼气时放松，回复原位。

6. 吸气时，身体向右侧侧屈，达到最大限度保持。

7. 呼气时放松，回复原位。

8. 反复呼吸吐纳3次。

本方法抻的是腰方肌、横突棘肌、骶棘肌和足三阳经筋。

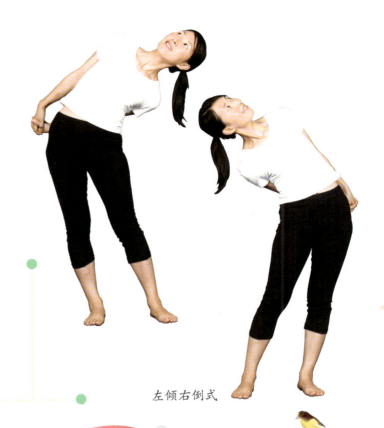

左倾右倒式

健身功效

舒肝理气，保持平和心态和愉快心情，使工作效率倍增。

医学小常识

中医足厥阴经筋的部分走行与腰方肌重叠，足厥阴经筋属肝，有主筋、行气的功能，所以抻腰方肌可以舒肝理气，起到平和心态和愉快心情的作用。

（四）左顾右盼式

顾、盼：看。左看看，右看看。形容扬扬自得的样子。

1. 站立位。

2. 两足分开，两上肢背到身后，双手相握。

3. 吸气时，身体向左侧旋转，达到最大限度保持。

4. 呼气时放松，回复原位。

5. 反复呼吸吐纳3次。

6. 吸气时，身体向右侧旋转，达到最大限度保持。

7. 呼气时放松，回复原位。

8. 反复呼吸吐纳3次。

本方法抻的是腰方肌、横突棘肌、骶棘肌和足三阳经筋。

医学小常识

脊柱相关疾病，是指脊梁骨周围的肌肉劳损，造成一节椎骨微小移位，或一段脊椎排列不正，通过交感神经，引起内脏或器官功能紊乱，出现功能性症状。颈椎病变引起的，叫颈椎脊柱相关疾病；胸椎病变引起的，叫胸椎脊柱相关疾病；腰椎病变引起的，叫腰椎脊柱相关疾病。比如，心慌、胸闷、气短、食欲不振、消化不良等近百种。通过治疗脊梁骨周围的肌肉和纠正椎骨位置，这些症状就可以消失。

抻筋

CHEN JIN

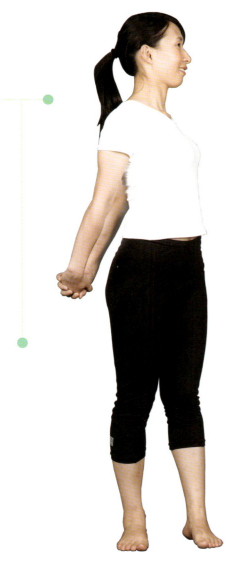
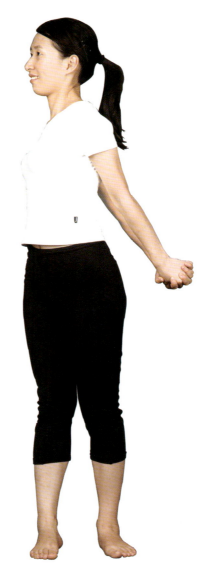

健身功效

由于横突棘肌是稳定脊柱的重要因素，所以经常做左顾右盼式抻筋，可以稳定脊椎，预防脊柱相关疾病的发生。对出现的功能性症状，也可以有效地缓解或消除。

左顾右盼式

（五）吸气挺身式

1. 站立位。

2. 两足分开，双手叉腰。

3. 吸气时，身体向后，展肩、挺腹、伸腰，达到最大限度保持。

4. 呼气时放松，回复原位。

5. 反复呼吸吐纳6次。

本方法抻的是腹直肌和足三阳经筋及足三阴经筋。

医学小常识

中医足阳明经筋的部分走行与腹直肌重叠，而足阳明经筋主食物的运化，所以抻腹直肌有增进食欲、畅通二便的作用。

健身功效

1. 助胃肠运化和二便畅通。
2. 预防食欲不振、便秘和遗尿。

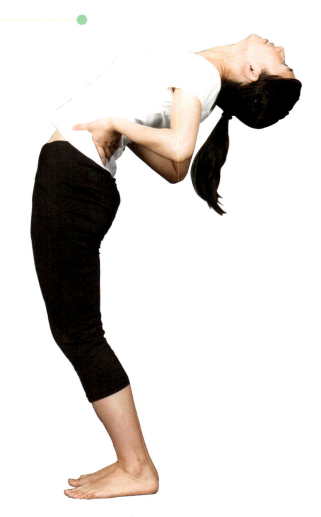

吸气挺身式

抻筋
CHEN JIN

46

（六）欠足够天式

欠：抬起；够：接近。

1. 站立位。

2. 两足并拢，双上肢上举，双手伸直手心相对。

3. 吸气时，脚尖欠起，整个身体尽量向上伸展，达到最大限度保持。

4. 呼气时，足跟触地，整个身体放松。

5. 连续呼吸吐纳6次。

本方法抻的是腹直肌、骶棘肌、背阔肌和足三阳经筋及足三阴经筋。

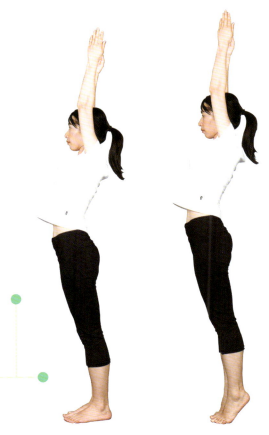

欠足够天式

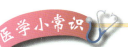

中医足厥阴经筋的部分走行与背阔肌重叠，足厥阴经筋属肝，有主筋、行气的功能，所以抻背阔肌可以舒肝理气，起到平和心态和愉快心情的作用。

健身功效

贯通督脉和任脉、调和阴阳、通畅气机、养脑充髓，有助青年人身心舒畅，老年人延年益寿。

（七）挺胸伸腰式

1. 双手扶椅背站立位。

2. 吸气时，左腿向后伸，脚尖离地10厘米，保持不动。呼气时放松，脚尖接触地面。反复呼吸吐纳6次。

3. 吸气时，右腿向后伸，脚尖离地10厘米，保持不动。呼气时放松，脚尖接触地面。

4. 反复呼吸吐纳6次。

本方法抻的是腹直肌、股四头肌和足三阳经筋。

医学小常识

  股四头肌位于大腿前面，由股中间肌、股内侧肌、股外侧肌和股直肌组成，包绕了大腿的外侧、前侧和内侧的大部分，几乎覆盖了大腿的四分之三，通过一个共同的肌腱连接于髌骨，收缩时伸直膝关节。

  "不安腿"，是指因腿部肌肉劳损，肌肉阵发性痉挛，使腿不自主频繁活动的一种临床表现。

  "生长痛"，是指少年儿童在生长发育期，因骨骼长得快、韧带长得慢，出现的膝关节持续轻微疼痛和不舒服的感觉，但是并不影响活动。

抻筋 | CHEN JIN

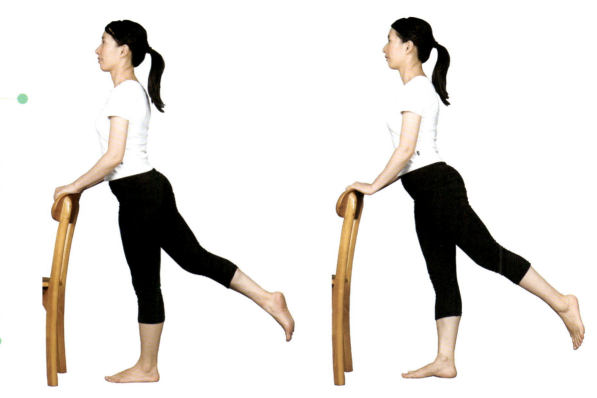

挺胸伸腰式

健身功效

1. 股四头肌的紧缩，是造成膝关节疼痛、僵硬无力、伸屈受限和腿总是频繁活动的"不安腿"以及少年儿童无缘无故膝痛的"生长痛"的罪魁祸首。抻股四头肌，可以缓解这些痛苦和预防这些痛苦的发生。

2. 缓解腰、膝和腿的麻木刺痛。

3. 预防膝关节劳损和减慢退行性改变的发生。

（八）弯腰顾盼式

1. 坐在椅子上。

2. 双手十指交叉抱于头后，身体前屈到最大限度。

3. 吸气时，头颈向左转，感觉右侧肋部的肌肉被拉紧，达到最大限度保持。

4. 呼气时放松，回复原位。

5. 吸气时，头颈向右转，感觉左侧肋部的肌肉被拉紧，达到最大限度保持。

6. 呼气时放松，回到原位。

7. 反复呼吸吐纳6次。

本方法抻的是前锯肌和足三阳经筋和足三阴经筋。

医学小常识

　　前锯肌，位于背部外侧的腋下，因为多条肌束排列像锯齿而得名，附着于肋骨和肩峰内侧缘，使胳膊抬起超过头顶，并协助肋骨伸展、帮助吸入更多的空气。前锯肌的紧缩，可引起肩峰下缘疼痛、肋间疼痛、肋肋胀闷、手臂和前臂内侧及小手指刺痛或麻木、乳房异常敏感、深呼吸受限和心前区不适。

抻筋
CHEN JIN

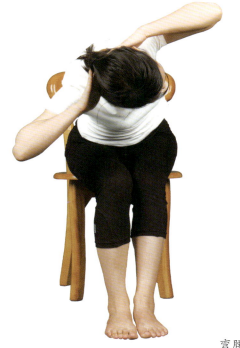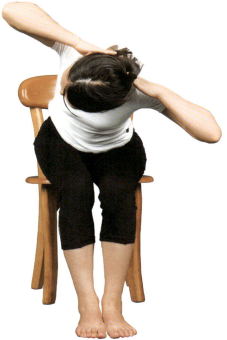

弯腰顾盼式

健身功效

1. 经常做弯腰顾盼式抻筋，除可以缓解上述症状，还能通过增多氧气吸入，使人精神舒畅、健康长寿。

2. 经常做弯腰顾盼式抻筋，有减去腰部赘肉的功效。

注意：以上术式均应根据个人身体的柔韧度练习，以自己可以达到的范围为最大限度。

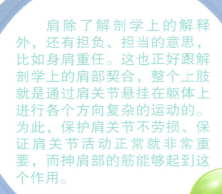

肩除了解剖学上的解释外，还有担负、担当的意思，比如身肩重任。这也正好跟解剖学上的肩部契合，整个上肢就是通过肩关节悬挂在躯体上进行各个方向复杂的运动的。为此，保护肩关节不劳损、保证肩关节活动正常就非常重要，而抻肩部的筋能够起到这个作用。

抻筋
CHEN JIN

※ **一、肩部抻筋的作用**

1. 能够减轻肩、肘、腕、手部疼痛和缓解肩、肘、腕、手部疲劳。

2. 能够减轻由肩肱关节周围肌肉损伤所致的胸、背部闷胀，假性心前区不适等症状。

3. 有利眩晕、耳鸣、口苦、胁肋胀痛、急躁易怒等肝胆症状的康复。

4. 能够增强肝的功能，使心态平和、身心舒畅、工作效率高，持续保持良好的社会适应状态。

5. 能够预防"肩周炎"的发生和减轻"肩周炎"的症状。

医学小常识

1. 肩关节是一个统称，分为肩肱关节、肩锁关节、胸锁关节和肩胛胸壁关节4个部分，习惯上说的肩关节是单指肩肱关节。

2. 肩肱关节是杵臼关节，由肩胛骨肩关节盂和肱骨头组成，由于肩关节盂小而肱骨头大，所以活动非常灵活但也容易损伤。

3. 肩肱关节周围有三角肌、肱二头肌、冈下肌、小圆肌和喙肱肌等附着或通过。

4. 肩肱关节周围有手三阴经筋和手三阳经筋通过。

5. 按中医学"八虚"说，肩肱关节与肝脏和肝经关系密切，它们相互制约相互影响。

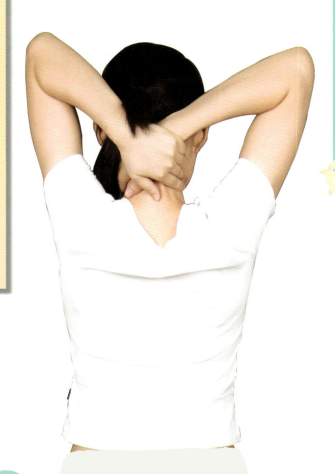

二、肩部抻筋的术式

（一）兜手摸肩式

兜：向内为兜。

1. 站立或坐位。

2. 一手摸对侧肩后方，另一手推住后保持。

3. 吸气时，用力推肘，使肩胛骨背面的肌肉拉紧，达到最大限度保持。

4. 呼气时放松。

5. 反复呼吸吐纳6次。

本方法抻的是冈下肌、三角肌后部和手三阳经筋。

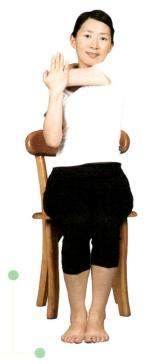
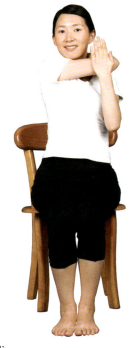

兜手摸肩式

抻筋 CHEN JIN

医学小常识

冈下肌覆盖了几乎全部肩胛冈的下方，功能是使手臂外旋，就是做收回手臂准备投球的动作。冈下肌的紧缩，除了肩胛骨背面疼痛外，还可以引起项部、肩前方、上肢到小手指的疼痛或麻木。

三角肌后部的紧缩，除了肩后部疼痛外，还可以引起肩前部疼痛、上肢疼痛和活动受限。

健身功效

缓解肩和手臂的僵硬、疼痛和不能压着肩部侧卧，还能够预防肩周炎的发生。

（二）翻手摸背式

翻：向后为翻。

1.站立或坐位。

2.左上肢后伸、屈肘、翻腕、手背触背，另一手拉住保持。

3.吸气时，手向上移，达到最大限度保持；呼气时放松，回复原位；连续呼吸吐纳3次。

4.右上肢后伸、屈肘、翻腕、手背触背，另一手拉住保持。

5.吸气时，手向上移，达到最大限度保持；呼气时放松，回复原位；连续呼吸吐纳3次。

本方法抻的是胸大肌、胸小肌、喙肱肌、三角肌前部和手三阴经筋。

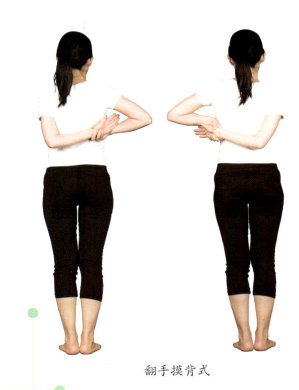

翻手摸背式

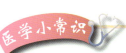

医学小常识

喙肱肌，位于上臂内侧、肱二头肌和肱三头肌之间，功能是使上臂内收，比如用手摸对侧肩的动作。

健身功效

1．喙肱肌的紧缩，可以出现肩前部、上肢背面和中指的疼痛或麻木，并限制梳头和向后理顺头发的动作。

2．经常做翻手摸背式抻筋，可以缓解上肢背面和中指的疼痛或麻木，以及预防肩周炎的发生。

（三）擎天一柱式

擎：向上托。

1. 站立或坐位，双上肢自然下垂。

2. 吸气时，左上肢向上伸直，尽量伸腕、手心向上；达到最大限度保持；呼气时放松；连续呼吸吐纳3次。

3. 吸气时，右上肢向上伸直，尽量伸腕、手心向上；达到最大限度保持；呼气时放松；连续呼吸吐纳3次。

本方法抻的是尺侧腕屈肌、掌长肌和手三阴经筋。

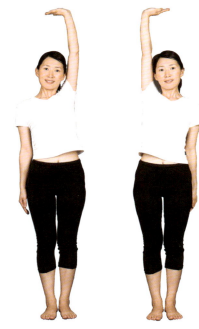

擎天一柱式

医学小常识

1. 尺侧腕屈肌位于前臂的尺侧，功能是使手腕向掌侧和尺侧弯曲，就是向手掌和小手指方向弯曲。尺侧腕屈肌的紧缩可使肘内侧和手的根部疼痛、无名指和小指烧灼或麻木感以及抓握东西无力。容易误诊为肩周炎、"高尔夫球肘"。

2. 掌长肌位于前臂的掌侧，功能是使手腕屈曲，就是把手腕向手掌方向弯曲。掌长肌的紧缩可以引发前臂内侧下半段疼痛、手掌灼烧或针刺感、无名指和小指弯曲伸直障碍。容易被误诊为神经根型颈椎病或腱鞘炎。

健身功效

缓解长时间写字、画图或绣十字绣导致的手腕及手指的疲劳和酸痛。

抻筋 CHEN JIN

（四）双龙护颈式

1. 站立或坐位。

2. 屈肘后伸，双手从后面分别抱住对侧颈椎旁。

3. 吸气时，双上肢向后，伸展双肩；达到最大限度保持；呼气时放松；连续呼吸吐纳6次。

本方法抻的是肱三头肌、桡侧伸腕长肌、桡侧伸腕短肌和手三阳经筋。

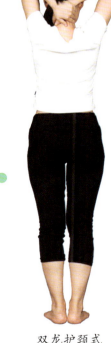

双龙护颈式

医学小常识

1. 肱三头肌位于上臂后面，功能是伸直肘关节。肱三头肌的紧缩，可以引发颈侧、肩后部、肘外侧、肘内侧、无名指及小指的疼痛或麻木，常被误诊为"网球肘"、"高尔夫球肘"和神经根型颈椎病。

2. 桡侧伸腕长肌位于前臂桡背侧，功能是使手背伸、外展，就像做扔飞盘的动作。桡侧伸腕长肌的紧缩，可以引起肘外侧、前臂外侧、腕背侧和手背侧的疼痛、烧灼痛或麻木感，并因此而上肢无力。容易被误诊为肩周炎或"网球肘"。

3. 桡侧伸腕短肌与桡侧伸腕长肌并行，功能也是使手背伸、外展，就像做扔飞盘的动作。桡侧伸腕短肌的紧缩，可以引起前臂背侧的疼痛、紧缩、麻木或烧灼感，容易被误诊为肩周炎或"网球肘"。

健身功效

缓解肩、肘、腕的疲劳，保持手的轻巧灵活，预防肩周炎、"网球肘"、"高尔夫球肘"、神经根型颈椎病和老年人拿东西不稳甚或失控。

（五）伸臂缩胸式

1. 站立位。

2. 吸气时，双上肢由两侧上举，手心相对，同时仰头看天花板；达到最大限度保持；呼气时放松，回复原位；连续呼吸吐纳3次。

3. 吸气时屈肘、收肩，双手分别摸对侧肩后方，同时低头看地面；达到最大限度保持；呼气时放松，回复原位；连续呼吸吐纳3次。

本方法抻的是三角肌后部、背阔肌和手三阳经筋。

医学小常识

三角肌后部接近肩部下方的止点处，有桡神经通过。当三角肌后部紧缩时，可以压迫桡神经出现拇指疼痛和麻木，这种情况抻三角肌后部有效。

抻筋

CHEN JIN

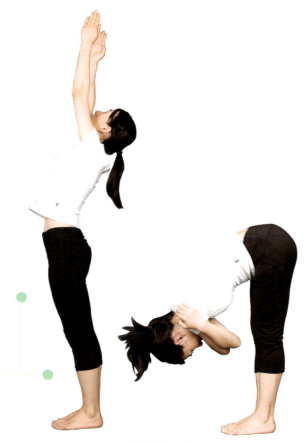

伸臂缩胸式

健身功效

缓解肩、背和上肢的疲劳、无力和酸痛不适。

（六）抬肩够背式

够：达到。

1. 坐位。

2. 头稍前屈，左肩抬起，屈肘从头后摸到右侧肩后方，右手从头后扳住左肘。

3. 右手拉左肘向下，觉得左侧肩背部肌肉拉紧；达到最大限度保持；反复呼吸吐纳3次。

4. 头稍前屈，右肩抬起，屈肘从头后摸到左侧肩后方，左手从头后扳住右肘。

5. 左手拉右肘向下，觉得右侧肩背部肌肉拉紧；达到最大限度保持；连续呼吸吐纳3次。

本方法抻的是背阔肌、肩胛下肌和手三阳经筋。

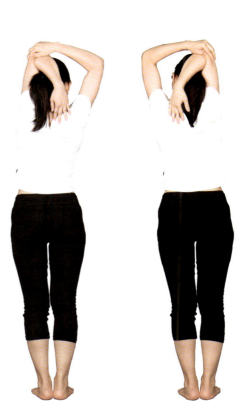

抬肩够背式

医学小常识

肩胛下肌，位于肩胛骨与肋骨之间，功能是使手臂内旋，也就是做掏裤口袋的动作。肩胛下肌的紧缩，可以引起肩部深层、手腕背侧、沿着上臂背侧向下放射的疼痛或麻木，以及肩关节旋转受限。容易被误诊为肩周炎、神经根型颈椎病。

健身功效

缓解上肢的疼痛或麻木，预防肩周炎的发生。

注意：肩周炎患者肩关节活动受限，达不到正常角度，在做以上术式时应在不感到太痛的范围内抻筋，切勿活动范围过大，以免造成损伤。

第六节 肘部的抻筋

肘部是上肢承上启下的活动中心，是保持上肢功能的重要枢纽，由于任何从事手的工作都与肘部有关，所以很容易劳损和受伤，给我们的工作和生活造成困扰，为此就成了我们重点保护的部位。

一、肘部抻筋的作用

1. 能够减轻肘、肩、腕、手部疼痛和缓解肘、肩、腕、手部疲劳。

2. 有利胸闷、气短、心慌、心前区不适等肺、心症状的康复。

3. 能够预防"网球肘"的发生和减轻"网球肘"的症状。

4. 能够增强肺、心的功能，使抵抗力良好、身体健康。

医学小常识

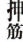

抻筋 | CHEN JIN

1. 肘关节由肱尺关节、肱桡关节和桡尺近端关节3部分组成，它可以完成屈曲、伸展、旋前（手心向内转）和旋后（手心向外转）的动作。

2. 肘关节周围有肱二头肌、肱三头肌、肱桡肌、旋后肌、桡侧伸腕长肌和桡侧伸腕短肌等附着或通过。

3. 肘关节周围有手三阴经筋和手三阳经筋通过。

4. 根据中医学"八虚"说，肘关节与肺、心关系密切，它们相互制约相互影响。

二、肘部抻筋的术式

（一）蟒蛇转头式

1. 坐或站立位。

2. 左上肢向前伸直，左手由内向外转至手心朝外，右手扳住左手手背。

3. 吸气时，屈曲左侧腕关节，感觉左前臂背侧肌肉拉紧；达到最大限度保持；呼气时放松；持续呼吸吐纳3次。

4. 右上肢向前伸直，右手由内向外转至手心朝外，左手扳住右手手背。

5. 吸气时，屈曲右侧腕关节，感觉右前臂背侧肌肉拉紧；达到最大限度保持；呼气时放松；持续呼吸吐纳3次。

本方法抻的是桡侧伸腕长肌、桡侧伸腕短肌和手三阳经筋。

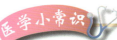

医学小常识

"鼠标手"，是指长时间使用电脑，因腕部小指侧持续翘起，引起肌肉劳损，发生的腕手部疼痛、麻木和不适。

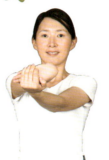
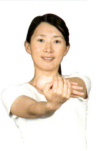
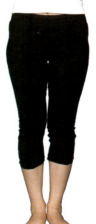
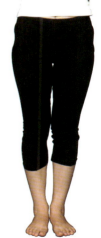

蟒蛇转头式

健身功效

缓解工作中肘、腕、指的疲劳，并可预防"网球肘"、腕部腱鞘炎和"鼠标手"的发生。

（二）白蟒吐舌式

1. 坐或站立位。

2. 左肘关节屈曲90度，左手转到手心朝前的位置，右手推住左手手掌。

3. 吸气时，屈曲左肘关节；达到最大限度保持；呼气时放松，回复原位；连续呼吸吐纳3次。

4. 右肘关节屈曲90度，右手转到手心朝前的位置，左手推住右手手掌。

5. 吸气时，屈曲右肘关节；达到最大限度保持；呼气时放松，回复原位；连续呼吸吐纳3次。

本方法抻的是尺侧腕屈肌、掌长肌、指屈肌和手三阴经筋。

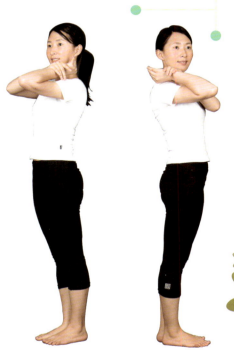

白蟒吐舌式

医学小常识

指屈肌，有深、浅两部分，共同组成了前臂内侧的第二和第三层肌肉，功能是屈曲手指。过度或时间过长用手抓握，可以使指屈肌紧缩，出现由前臂掌侧近端牵扯到手指的疼痛或麻木，以及不受控制的手指颤动，常被误诊为关节炎或腕管综合征。

健身功效

经常做白蟒吐舌式抻筋，可以缓解打网球、打高尔夫球、划船、长途驾驶汽车和长时间弹奏乐器后的肘、腕、指酸痛不适和疲劳感，并可预防腕管综合征、手指腱鞘炎和"鼠标手"的发生。

抻筋 CHEN JIN

（三）小鸟啄肩式

1. 坐或站立位。

2. 双肘关节屈曲，五指端捏紧朝向同侧肩部。

3. 吸气时，手指接触肩前方；达到最大限度保持；呼气时放松；连续呼吸吐纳6次。

本方法抻的是肱三头肌、指伸肌、尺侧腕伸肌和手三阳经筋。

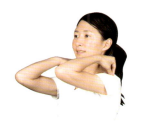
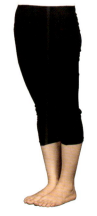

小鸟啄肩式

健身功效

缓解因腕部尺侧翘起而引发的疼痛不适（就是所谓的"鼠标手"），并可预防腕尺管综合征和腕关节劳损的发生。

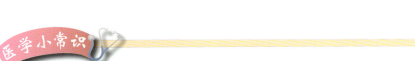

医学小常识

1. 指伸肌位于前臂的背侧，当逐个抬起中指、食指、无名指或小指时，会感觉到肌肉各个部分的独立收缩，功能是使1~4手指伸直。指伸肌的紧缩，是前臂背侧压抑不适和手指僵硬的主要病因，可引发肘外侧、前臂背侧、中指、无名指、腕、手和1~4指背侧的疼痛或麻木。在用电脑工作时，使用鼠标及敲击键盘，都会造成指伸肌疲劳。

2. 尺侧腕伸肌位于前臂背面的小指那一侧，功能是腕关节背伸和尺偏，就是向手背和小手指方向伸和偏。尺侧腕伸肌的紧缩，是造成前臂及腕部尺侧疼痛或麻木的主要原因，常被误诊为腕部扭伤。在敲击键盘时，腕部通常是小手指那侧翘起的，这就要求尺侧腕伸肌保持收缩以维持这种位置，长时间操作就造成紧缩而出现症状。

（四）伸掌乞天式

1. 坐或站立位。

2. 双上肢向前平伸，手心朝前。

3. 吸气时，五指分开、伸展；达到最大限度保持；呼气时放松，回复原位；连续呼吸吐纳6次。

本方法抻的是肱二头肌、掌长肌和手三阴经筋。

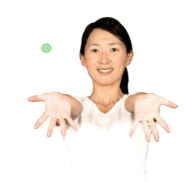

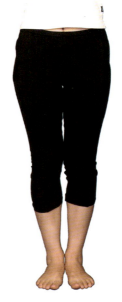

伸掌乞天式

医学小常识

肌肉长时间做相同动作，就会使负责肌肉收缩的肌小节变短，挤压与肌肉并行的神经、血管，出现疲劳、疼痛不适或麻胀，抻筋牵拉可以拉长肌小节使肌肉松弛，消除疲劳、疼痛、不适或麻胀等感觉。

健身功效

1. 长时间操作电脑、绣十字绣和打麻将，可致腕和手指持续弯曲而劳损，出现疲劳、疼痛、不适或麻胀，经常做伸掌乞天式抻筋，可以缓解。

2. 因为手指的运动会给大脑传递信息，大脑也会回馈，所以经常做伸掌乞天式抻筋，有利于智能的开发以及预防老年性痴呆的发生。

抻筋
CHEN JIN

（五）内环外转式

1. 坐或站立位。

2. 双上肢略分开，屈曲肘关节90度，握拳。

3. 肘关节由内向外环转6次。

4. 肘关节由外向内环转6次。

本方法先揿的是桡侧伸腕长肌、桡侧伸腕短肌和手三阳经筋；后揿的是尺侧腕屈肌、掌长肌、指屈肌和手三阴经筋。

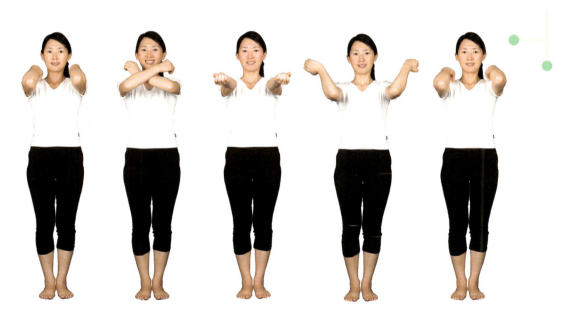

内环外转式

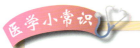

1. 肩周炎是50岁左右最容易发生的一种毛病，以肩关节疼痛和活动受限为主要表现，认为与这个年龄段体内内分泌紊乱和外伤、劳损有关。及早抻筋可以延缓甚至阻止继续发展，中后期抻筋可以减轻疼痛和改善活动范围。

2. "网球肘"又叫肱骨外上髁炎，是经常用手工作的人群多发的一种疾病，以肘关节外侧和胳膊外侧疼痛为主要表现，并非打网球才得，认为与不正确的动作和过度疲劳有关。尚未发生时抻筋可以预防，及早抻筋可以延缓甚至阻止继续发展，中后期抻筋可以减轻疼痛。

3. "高尔夫球肘"又叫肱骨内上髁炎，与"网球肘"病因相同，不同的是以肘关节内侧和胳膊内侧疼痛为主要表现，也并非打高尔夫球才得，"网球肘"与"高尔夫球肘"发生的比例是7：1，前者远比后者要多。

4. 腕管综合征是经常用手工作的人群多发的一种疾病，以手腕和拇、食、中3个手指疼痛和麻木为主要表现，认为与不正确的动作和过度疲劳有关。尚未发生时抻筋可以预防，及早抻筋可以延缓甚至阻止继续发展，中后期抻筋可以减轻疼痛和麻木。

健身功效

缓解肩、肘、腕的疲劳，预防肩周炎、"网球肘"、"高尔夫球肘"、腕骨综合征和腕尺管综合征的发生。

（六）外转伸腕式

1. 坐或站立位。

2. 双上肢向前平伸，五指并拢。

3. 吸气时，双手向外转，手心朝向外，伸展腕关节；达到最大限度保持；呼气时放松，回复原位；连续呼吸吐纳6次。

本方法抻的是尺侧腕屈肌、掌长肌、指屈肌和手三阴经筋。

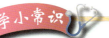

1. 尺侧腕屈肌、掌长肌、指屈肌都是胳膊和腕手掌面的肌肉，它们负责弯曲的工作。长时间的弯曲或不正确的动作就会使它们紧缩，出现疼痛不适，抻筋可以使紧缩的肌肉松弛，减轻和消除疼痛不适症状。

2. 手三阴经筋走行于胳膊和腕手掌面，抻筋除了可以使紧缩的肌肉松弛，减轻和消除疼痛不适症状外，还有保养肺、心以及增强肺、心功能的作用。

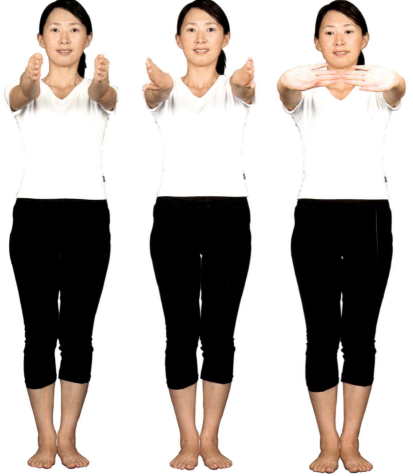

外转伸腕式

抻筋
CHEN JIN

健身功效

缓解肘、腕的疲劳，预防"高尔夫球肘"和腕尺管综合征的发生。

注意： 因外伤等原因，使肘关节达不到正常角度的，在做以上术式时，应在可以达到的范围内抻筋。

第七节　腕手部的抻筋

腕手部是活动最频繁、动作最复杂、要求最精细、最容易劳损的部位，一旦损伤就会对工作和生活造成非常大的影响。

 一、腕手部抻筋的作用

1. 能够减轻腕、手、肘、肩部疼痛和缓解腕、手、肘、肩部疲劳。

2. 增强腕、手关节的活动度和控制能力，有助于手部操作的稳定性和灵活性。

3. 能够预防腕腱鞘炎、"鼠标手"及老年性痴呆的发生，减轻腕腱鞘炎、"鼠标手"的症状。

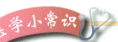 医学小常识

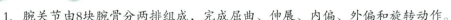

1. 腕关节由8块腕骨分两排组成，完成屈曲、伸展、内偏、外偏和旋转动作。

2. 手部由5根掌骨和14节指骨组成，完成复杂的手部运动。

3. 通过腕手部的肌肉有桡侧腕屈肌、尺侧腕屈肌、掌长肌、指屈肌等。

4. 通过腕手部的神经有桡神经、尺神经和正中神经。

5. 通过腕手部的经络有手三阴经筋和手三阳经筋。

二、腕手部抻筋的术式

（一）童子拜佛式

1. 坐或站立位。

2. 抬肩、屈肘、掌心相对，如"合十"拜佛状。

3. 吸气时，掌心贴紧；达到最大限度保持；呼气时放松；连续呼吸吐纳6次。

本方法抻的是桡侧腕屈肌、尺侧腕屈肌、掌长肌和手三阴经筋。

抻筋

CHEN JIN

健身功效

1. 过多地做用手抓握、扭拉等动作会使桡侧腕屈肌紧缩，出现拇指根部附近的疼痛，而这种疼痛感常被误认为是手腕扭伤，抻筋可以缓解这些症状。

2. 缓解频繁使用鼠标和发短信的手指疲劳，增强腕、手关节的活动度和控制能力，有助于手部操作的稳定性和灵活性，有利于预防腕腱鞘炎、"鼠标手"及老年性痴呆的发生。

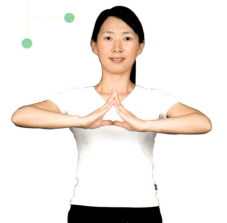
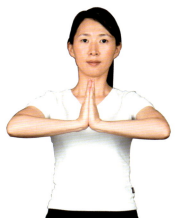

童子拜佛式

（二）劳燕分飞式

1. 坐或站立位。

2. 屈肘、双侧前臂背侧和手背接触。

3. 吸气时，前臂贴紧，手背分开；达到最大限度保持；呼气时放松，回复原位；连续呼吸吐纳6次。

本方法抻的是桡侧伸腕长肌、桡侧伸腕短肌、尺侧伸腕肌、桡侧伸腕肌和手三阳经筋。

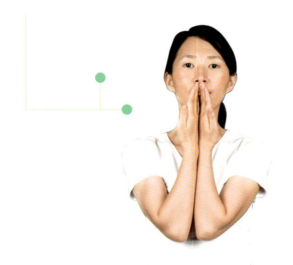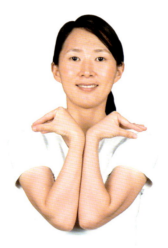

劳燕分飞式

1．腱鞘是包裹在肌腱外面起保护作用的软组织，犹如剑外面的鞘，频繁地运动会造成损伤，出现疼痛和活动受限。尚未发生时抻筋可以预防，及早抻筋可以延缓甚至阻止继续发展，中后期抻筋可以减轻疼痛和改善腕手的活动。

2．"鼠标手"是因腕、手部频繁使用鼠标而劳损，出现疼痛不适的一种疾病，就像"网球肘"、"高尔夫球肘"的提法那样。

3．老年性痴呆是老年人脑功能退化特有的一种疾病，以少言寡语、意识不清、偏执、记忆丧失、生活不能自理等为主要表现，手部的活动有利于大脑细胞活跃，因此腕手部抻筋有预防和减轻老年性痴呆的作用。

健身功效

缓解频繁使用鼠标和发短信的手指疲劳，增强腕、手关节的活动度和控制能力，既有助于手部操作的稳定性和灵活性，又有利于预防腕腱鞘炎、"鼠标手"及老年性痴呆、冠心病、高血压、神经衰弱等疾病的发生。

抻筋

CHEN JIN

（三）上倾下斜式

1. 坐或站立位。

2. 双上肢向前伸，四指并拢伸直、拇指朝上展开。

3. 吸气时，腕关节向上（大拇指方向）倾；达到最大限度保持；呼气时放松，回复原位。

4. 吸气时，腕关节向下（小手指方向）斜；达到最大限度保持；呼气时放松，回复原位。

5. 连续呼吸吐纳6次。

本方法抻的是桡侧伸腕长肌、桡侧伸腕短肌、尺侧腕屈肌、掌长肌、指屈肌和手三阴经筋及手三阳经筋。

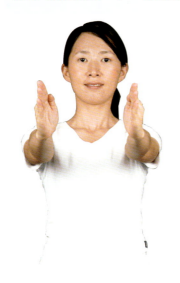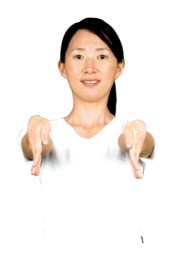

上倾下斜式

1. 桡侧伸腕长肌和桡侧伸腕短肌，是前臂靠大拇指那边的肌肉；尺侧腕屈肌，是前臂靠小指那边的肌肉；掌长肌，是前臂靠手掌那面的肌肉。抻了它们，就可以预防前臂和腕手的劳损，缓解前臂和腕手的疼痛不适。

2. 手三阴经筋走行于前臂和腕手的掌面，抻筋除了可以使紧缩的肌肉松弛，减轻和消除疼痛不适症状外，还有保养肺、心以及增强肺、心功能的作用。

3. 手三阳经筋走行于前臂和腕手的背面，抻筋除了可以使紧缩的肌肉松弛，减轻和消除疼痛不适症状外，还有保养大肠、小肠、三焦以及增强大肠、小肠、三焦功能的作用。

健身功效

缓解频繁使用鼠标和发短信的手指疲劳，增强腕、手关节的活动度和控制能力，既有助于手部操作的稳定性和灵活性，又有利于预防腕腱鞘炎、"鼠标手"及老年性痴呆、冠心病、高血压、神经衰弱等。

抻筋
CHEN JIN

（四）左旋右转式

1. 坐或站立位。

2. 双上肢前伸，伸直握拳。

3. 腕关节由内向外转6次。

4. 腕关节由外向内转6次。

本方法抻的是桡侧伸腕长肌、桡侧伸腕短肌、尺侧腕屈肌、掌长肌、指屈肌和手三阴经筋及手三阳经筋。

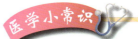

医学小常识

"百病由筋生"，是说很多我们熟知的疾病，比如冠心病、高血压、神经衰弱等，都是筋出问题而引起的，调理好筋，是预防和治疗这些病最快捷、最安全的方法。筋的问题大多是紧缩，抻筋是解决紧缩的最好方法。

健身功效

缓解频繁使用鼠标和发短信的手指疲劳，增强腕、手关节的活动度和控制能力，既有助于手部操作的稳定性和灵活性，又有利于预防腕腱鞘炎、"鼠标手"及老年性痴呆、冠心病、高血压、神经衰弱等的发生。

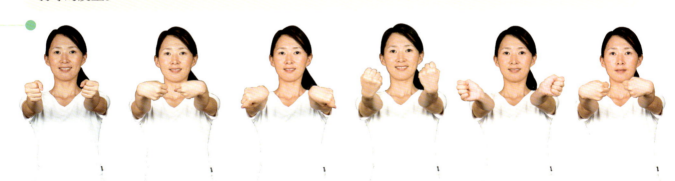

左旋右转式

（五）握拳贯力式

1. 坐或站立位。

2. 双上肢前伸，拇指在外握拳。

3. 吸气时，五指用力握紧；呼气时放松，回复原位；连续呼吸吐纳6次。

本方法抻的是骨间背侧肌、指伸肌腱和手三阳经筋。

缓解频繁使用鼠标和发短信的手指疲劳，增强腕、手关节的活动度和控制能力，既有助于手部操作的稳定性和灵活性，又有利于预防手指腱鞘炎、"鼠标手"及老年性痴呆、失眠、情绪不稳、神经衰弱等的发生。

医学小常识

中医五脏六腑中的"心"，除了有现代解剖学心脏的功能外，还兼有脑的功能，所以精神状态方面的问题，比如失眠、情绪不稳、神经衰弱等，都可以通过握拳贯力式抻筋得到调理。

抻筋

CHEN JIN

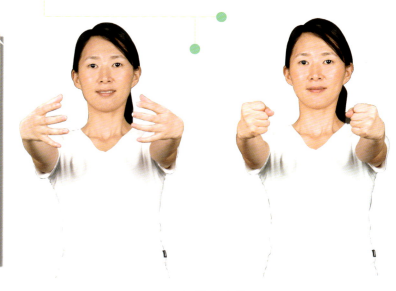

握拳贯力式

（六）指腹牴牛式

牴：用力对撑，形如两牛角相牴的斗牛。

1. 坐或站立位。

2. 抬肩、屈肘、两手指腹相触。

3. 吸气时，十指用力支撑；达到最大限度保持；呼气时放松，回复原位；连续呼吸吐纳6次。

本方法抻的是指屈肌和手三阴经筋。

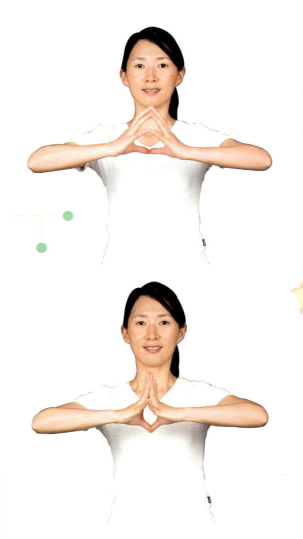

指腹牴牛式

医学小常识

中医调理筋的方法很多，除了抻筋以外，还有按压、收缩、艾灸、练功等多种，我们要根据自身的情况，选择单一或组合运用。

健身功效

缓解频繁使用鼠标和发短信的手指疲劳，增强腕、手关节的活动度和控制能力，既有助于手部操作的稳定性和灵活性，又有利于预防手指腱鞘炎、"鼠标手"及老年性痴呆的发生。

（七）蜷伸交替式

蜷：弯曲。

1. 坐或站立位。

2. 双手向前伸，拇指朝上，手指分开。

3. 吸气时，用力弯曲握紧5指；呼气时，用力伸展分开5指；连续呼吸吐纳6次。

本方法抻的是腕和手的伸肌和屈肌，以及手三阳经筋和手三阴经筋。

健身功效

缓解频繁使用鼠标和发短信的手指疲劳，预防手指腱鞘炎和"鼠标手"的发生。

注意：以上术式抻到可达到的最大限度即可，切勿再用力猛抻。

抻筋 | CHEN JIN

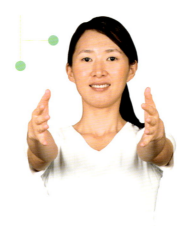
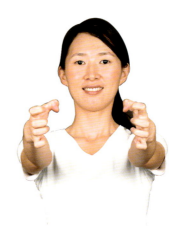

蜷伸交替式

78

第八节 髋部的抻筋

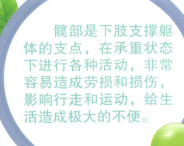

髋部是下肢支撑躯体的支点，在承重状态下进行各种活动，非常容易造成劳损和损伤，影响行走和运动，给生活造成极大的不便。

一、髋部抻筋的作用

1. 能够减轻髋、臀、膝、踝部疼痛和缓解髋、臀、膝、踝部疲劳。

2. 增强下肢的活动度和控制能力，有助于下肢的稳定性和灵活性。

3. 有预防腰腿痛、腰椎间盘突出症、"感觉异常性股痛"和腰椎管狭窄发生的作用。

4. 可以使体态轻盈、步履矫健、性生活和谐和保持良好身材。

5. 能够增强脾胃的功能，使饮食消化正常、肌肉强劲有力、身体健壮。

医学小常识

1. 髋关节由髂骨的髋臼与股骨头组成，完成屈曲、伸展、内收、外展和旋转运动。

2. 在髋关节周围有阔筋膜张肌、臀大肌、股内收肌群、缝匠肌等通过。

3. 在髋关节周围有坐骨神经、股神经、股外侧皮神经等通过。

4. 在髋关节周围有足三阴经筋和足三阳经筋通过。

5. 根据中医学"八虚"说，髋关节与脾脏关系密切，它们相互制约相互影响。

二、髋部抻筋的术式

（一）收髋内转式

1. 坐位。

2. 右外踝放左膝外侧，双手抱住右膝。

3. 吸气时，将右膝向左侧旋转，感觉右侧臀和大腿外侧有牵拉感；达到最大限度保持；呼气时放松，回复原位；连续呼吸吐纳3次。

4. 左外踝放右膝外侧，双手抱住左膝。

5. 吸气时，将左膝向右侧旋转，感觉左侧臀和大腿外侧有牵拉感；达到最大限度保持；呼气时放松，回复原位；连续呼吸吐纳3次。

本方法抻的是阔筋膜张肌、臀大肌和足三阳经筋。

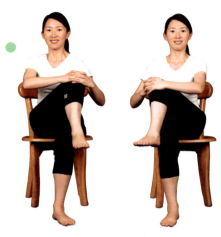

收髋内转式

医学小常识

1. 阔筋膜张肌位于臀部外侧，功能是使大腿屈曲和内旋，就是蜷起大腿和向大拇指方向转的动作。

2. 臀大肌覆盖了几乎整个臀部，当屈膝前倾、蹲坐或者蛙跳的时候，会感到臀大肌强烈地收缩，功能是保持臀部的伸展。

健身功效

1. 阔筋膜张肌的紧缩，可以引发臀部外侧、大腿外侧、膝外侧疼痛不适，不能快走，感觉两条腿一长一短，不能向患侧侧卧。

2. 臀大肌的紧缩，可以引发下腰部、臀部、尾骨和大腿外侧僵硬、疼痛、麻木甚至烧灼感。

3. 经常做收髋内转式抻筋，可以缓解上述症状，还能保持体态轻盈、步履矫健以及良好的身材。

4. 预防腰部、髋关节和膝关节病变的发生。

抻筋 | CHEN JIN

（二）展髋外转式

1. 坐位。

2. 将右小腿远端外侧放左膝上方，双手放在右膝内侧。

3. 吸气时，双手向下压右膝内侧，感觉右大腿内侧有牵拉感；达到最大限度保持；呼气时放松，回复原位；连续呼吸吐纳3次。

4. 将左小腿远端外侧放右膝上方，双手放在左膝内侧。

5. 吸气时，双手向下压左膝内侧，感觉左大腿内侧有牵拉感；达到最大限度保持；呼气时放松，回复原位；连续呼吸吐纳3次。

本方法抻的是股内收肌群、缝匠肌和足三阴经筋。

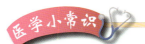

1. 股内收肌群位于大腿内侧，由耻骨肌、短收肌、长收肌、大收肌和股薄肌组成，功能主要是内收髋关节，就是做两条大腿并拢的动作。

2. 缝匠肌的名称源于拉丁语，以前的鞋匠总是交叉着双腿工作，而这个姿势需要缝匠肌收缩，缝匠肌位于大腿的前内侧，功能是抬腿和外旋膝关节，就是抬腿准备踢足球的动作。

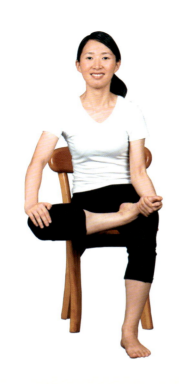 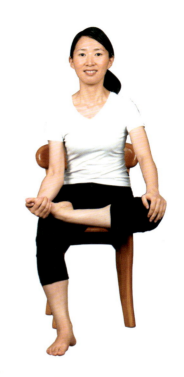

展髋外转式

1. 股内收肌群的紧缩，可以引发大腿根、大腿内侧、髋关节、会阴部、膝内侧和小腿内侧疼痛不适，严重者可以因此影响正常的性生活。由于这些感觉似乎来源于骨盆内部和髋关节，因此容易被误认为肠、膀胱、妇科或髋关节的疾病。

2. 缝匠肌的紧缩，可以引发大腿前侧、大腿外侧浅表的烧灼感、麻木、痒和刺痛，被称为"感觉异常性股痛"；侧身躺下把两条腿并起来感觉很不舒服；站立时把腿伸向后边，也感觉紧张不舒服。这些表现，常常被误认为是髋关节或膝关节的病变。

3. 经常做展髋外转式抻筋，可以缓解上述症状，使下肢的运动自如、步履稳健、性生活和谐，并有预防腰部、髋关节和膝关节病变的发生作用。

抻筋
CHEN JIN

（三）股胸相触式

1. 坐位。

2. 右下肢屈膝屈髋，双手抱住膝关节前方；吸气时，上身不动，用力使大腿前面贴紧胸部；达到最大限度保持；呼气时放松，回复原位；连续呼吸吐纳3次。

3. 左下肢屈膝屈髋，双手抱住膝关节前方；吸气时，上身不动，用力使大腿前面贴紧胸部；达到最大限度保持；呼气时放松，回复原位；连续呼吸吐纳3次。

本方法抻的是大腿后肌群和足三阳经筋。

医学小常识

大腿后肌群，位于大腿后面，由后外方的股二头肌和后内方的半腱肌、半膜肌组成，功能是屈曲膝关节和伸展髋关节，就是走路、跑步或跳跃的动作，还可以保持身体不向前摔倒和控制向前弯腰的节奏。

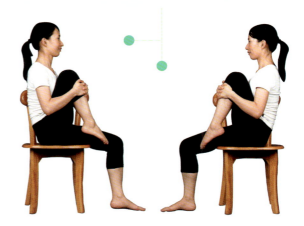

股胸相触式

健身功效

1. 大腿后肌群的紧缩，可以引发臀沟、腘窝、小腿后面上部疼痛不适或麻木，容易误诊为"腘窝肌腱炎"和"坐骨神经痛"。

2. 经常做股胸相触式抻筋，可以缓解上述症状，还有预防腰腿痛、腰椎间盘突出症和腰椎管狭窄发生的作用。

（四）伸腿殿后式

殿：在最后。

1. 站立位。

2. 双上肢向前平伸，左下肢支撑触地，右下肢后伸。

3. 吸气时，身体直立不动，右下肢尽量向后抬起；达到最大限度保持；呼气时放松，回复原位；连续呼吸吐纳3次。

4. 双上肢向前平伸，右下肢支撑触地，左下肢后伸。

5. 吸气时，身体直立不动，左下肢尽量向后抬起；达到最大限度保持；呼气时放松，回复原位；连续呼吸吐纳3次。

本方法抻的是股四头肌和足三阳经筋。

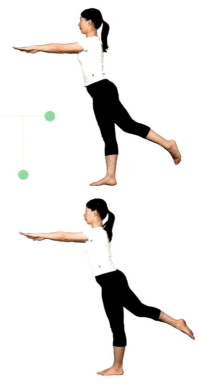

伸腿殿后式

健身功效

　　缓解下肢疲劳、疼痛不适和下蹲费劲，还有预防腰腿痛、腰椎间盘突出症和腰椎管狭窄发生的作用。

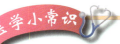

抻筋

CHEN JIN

（五）提踵引力式

踵：脚后跟。

1. 站立位。

2. 双手叉腰，双脚并拢。

3. 吸气时，双足跟提起，成欠起脚尖的样子；达到最大限度保持；呼气时放下，足跟触地；连续呼吸吐纳6次。

本方法抻的是臀大肌、臀中肌、臀小肌和足三阳经筋。

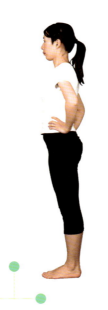
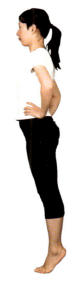

提踵引力式

医学小常识

1. 臀中肌位于臀大肌的深面，功能是使髋关节外旋，就是把脚尖向外旋成"外八字"脚的动作，并在行走时两侧的臀中肌来回交替活动支持上身的重量。

2. 臀小肌位于臀中肌外侧的深面，功能是使关节外旋，就是把脚尖向外旋成"外八字"脚的动作。

健身功效

1. 臀中肌的紧缩，可以引发腰骶部、臀部外侧和足跟的疼痛，因此容易被误诊为"腰椎间盘突出症"或"足跟痛"。

2. 臀小肌的紧缩，可以引发腰骶部、臀沟、大腿后面和外面、小腿后面和外面疼痛不适或麻木，以及走不远和跛行。这些表现又容易认为是来自椎管内或椎间盘的病变，以致被误诊为"腰椎间盘突出"或"腰椎管狭窄"。

3. 经常做提踵引力式抻筋，可以缓解上述症状，也能预防"腰椎间盘突出"和"腰椎管狭窄"的发生。

（六）前屈后蹬式

1. 双手扶墙或椅子站立。

2. 左下肢支撑，右脚稍提起悬空。

3. 吸气时屈髋、屈膝；达到最大限度保持；呼气时后蹬；连续呼吸吐纳3次。

4. 右下肢支撑，左脚稍提起悬空；吸气时屈髋、屈膝；达到最大限度保持；呼气时后蹬；连续呼吸吐纳3次。

本方法抻的是股四头肌和足三阳经筋。

医学小常识

　　坐骨神经沿臀部、大腿后面、小腿后面及前外侧的路线走行，与足三阳经筋中的足太阳经筋分布一致。常见的坐骨神经痛，除因腰椎间盘突出症引起外，坐骨神经路线上肌肉的紧缩也可引起，如果是这种情况，抻拉有关肌肉就可以消除坐骨神经痛。

健身功效

1. 缓解腰、臀、腿疼痛不适和麻木。

2. 能预防腰椎间盘突出症和腰椎管狭窄的发生。

注意：做以上术式时，各方向均以相关肌肉有牵拉感为度，切勿超限。

抻筋 CHEN JIN

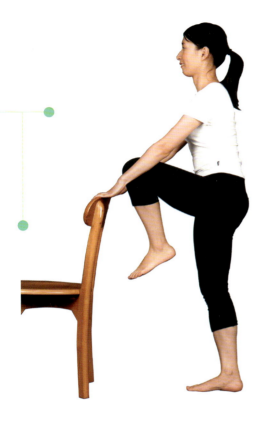
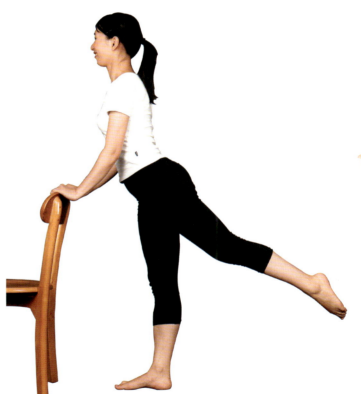

前屈后蹬式

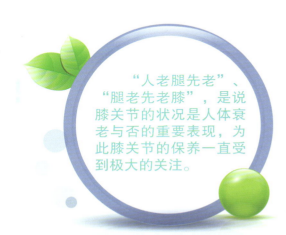

"人老腿先老"、"腿老先老膝"，是说膝关节的状况是人体衰老与否的重要表现，为此膝关节的保养一直受到极大的关注。

一、膝部抻筋的作用

1. 能够减轻膝、髋、臀、踝部疼痛和缓解膝、髋、臀、踝部疲劳。

2. 增强下肢的活动度和控制能力，有助于下肢的稳定性和灵活性。

3. 有预防腰腿痛、腰椎间盘突出症、膝关节骨性关节炎和腰椎管狭窄发生的作用。

4. 能够滑利关节、强劲腰膝，使体态轻盈、步履矫健和保持良好步态。

5. 能够增强肾的功能，延缓衰老、益寿延年。

抻筋 CHEN JIN

医学小常识

1. 膝关节由胫股关节、髌股关节和胫腓近端关节 3 部分组成，完成屈曲、伸直和旋转活动。

2. 膝关节周围有股四头肌、腘肌、跖肌、腓肠肌和比目鱼肌等附着或通过。

3. 膝关节周围有胫神经、隐神经和腓总神经通过。

4. 膝关节周围有足三阳经筋通过。

5. 根据中医学"八虚"说，膝关节与肾脏关系密切，它们相互制约相互影响。

二、膝部抻筋的术式

（一）踵臀相触式

1. 扶墙或椅子站立位。

2. 左脚支撑触地，右下肢屈髋屈膝，左手扶墙或椅子、右手拉住右踝或脚尖。

3. 吸气时，用力使足跟贴住臀部；达到最大限度保持；呼气时放松；连续呼吸吐纳3次。

4. 右脚支撑触地，左下肢屈髋屈膝，右手扶墙或椅子、左手拉住左踝或脚尖；吸气时用力使足跟贴住臀部；达到最大限度保持；呼气时放松；连续呼吸吐纳3次。

本方法抻的是股四头肌和足三阳经筋。

医学小常识

踵，脚后跟；屈膝，是人体非常重要的功能，登高下低、下蹲起立、行走跑跳都与这个功能有关，而踵臀相触式抻筋的足跟接触臀部是屈膝的最大角度。但是要特别指出，不是所有人都能使足跟接触臀部，必须要因人而异进行抻筋，切勿用力过度、角度过大而造成损伤。

健身功效

1. 缓解膝、髋疼痛不适，使膝关节活动自如，年轻人步履轻盈，中年人步履矫健，老年人"人老腿不老"。

2. 有预防膝关节骨性关节炎发生的作用。

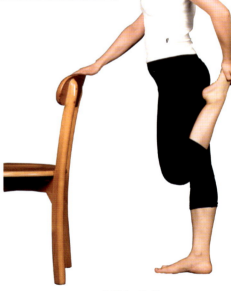

踵臀相触式

（二）伸直贯力式

1. 臀部稍向前坐位。

2. 左脚触地，右下肢伸直，脚跟后侧触地。

3. 吸气时，右下肢用力伸直；达到最大限度保持；呼气时放松，回复原位；连续呼吸吐纳3次。

4. 右脚触地，左下肢伸直，脚跟后侧触地；吸气时，左下肢用力伸直；达到最大限度保持；呼气时放松，回复原位；连续呼吸吐纳3次。

本方法抻的是腘肌、跖肌和足三阳经筋。

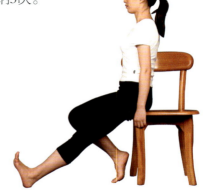

伸直贯力式

医学小常识

1. 腘肌位于膝后面的腘窝，功能是使膝关节屈曲。

2. 跖肌拉丁文的意思是"脚底"，功能是帮助小腿的肌肉跖曲踝关节，就是脚尖朝下伸的跳芭蕾舞的姿势。

健身功效

1. 腘肌的紧缩，可以引起膝后部疼痛，蹲坐、跑步、走路、走下坡路或者下楼梯时疼痛会更加严重，并妨碍膝关节的正常屈曲。容易被误诊为肌腱炎、韧带撕裂、半月板或膝部软组织损伤。经常做伸直贯力式抻筋，可以缓解上述症状。

2. 跖肌的紧缩，可以引起膝后部和小腿内后方疼痛不适或麻木，也容易被误诊为肌腱炎、韧带撕裂、半月板或膝部软组织损伤。经常做伸直贯力式抻筋，可以缓解上述症状。

3. 滑利关节、增强肌力，有预防膝关节骨性关节炎发生的作用。

抻筋
CHEN JIN

（三）骑足外翻式

1. 臀部稍向前坐位。

2. 左下肢伸直，脚跟触地，右下肢屈髋屈膝、右脚外侧放左脚背上，右手放在右膝内侧。

3. 吸气时，向下压右膝内侧，使右膝关节外翻；达到最大限度保持；呼气时放松；连续呼吸吐纳3次。

4. 右下肢伸直，脚跟触地，左下肢屈髋屈膝、左脚外侧放右脚背上，左手放在左膝内侧。

5. 吸气时，向下压左膝关节，使左膝关节外翻；达到最大限度保持；呼气时放松；连续呼吸吐纳3次。

本方法抻的是股内收肌群和足三阴经筋。

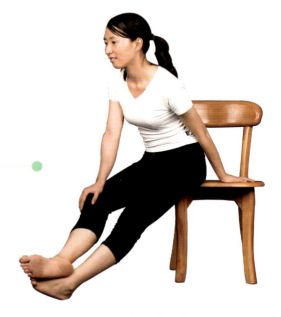

骑足外翻式

健身功效

1. 缓解膝关节疲劳和疼痛不适。
2. 滑利关节、增强肌力。
3. 预防膝关节骨性关节炎的发生。

医学小常识

膝关节骨性关节炎，是中老年最常发生的膝关节问题，X线检查多表现为骨质增生。其实，骨质增生是人体对损伤的一种保护性反应，本身也不直接造成疼痛，疼痛的真正原因是软组织损伤，通过调理软组织疼痛就可以减轻，抻筋就是调理软组织最好的方法之一。

（四）膝内脚外式

1. 臀部稍向前坐位。

2. 左脚触地，右下肢稍外展、屈髋、屈膝，右脚内侧触地，右手放在右膝外侧。

3. 吸气时，右手向下压右膝外侧，使膝关节向内、脚向外；达到最大限度保持；呼气时放松；连续呼吸吐纳3次。

4. 右脚触地，左下肢稍外展、屈髋、屈膝，左脚内侧触地，左手放在左膝外侧。

5. 吸气时，左手向下压左膝外侧，使膝关节向内、脚向外；达到最大限度保持；呼气时放松；连续呼吸吐纳3次。

本方法抻的是阔筋膜张肌和足三阳经筋。

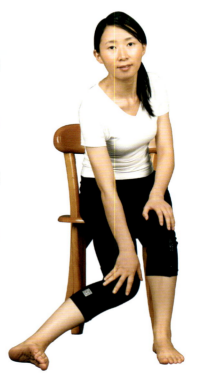

膝内脚外式

医学小常识

阔筋膜张肌，位于大腿外面，跷"二郎腿"姿势就牵拉了它。它的损伤不仅仅造成大腿外面疼痛，更会影响骨盆的位置出现男科或妇科症状。所以，抻阔筋膜张肌还有消除男、妇科症状的作用。

健身功效

1. 缓解膝关节疲劳和疼痛不适。

2. 滑利关节、增强肌力。

3. 预防膝关节骨性关节炎的发生。

抻筋

CHEN JIN

（五）腿静髌动式

1. 臀部稍向前坐位。

2. 左脚触地，右下肢伸直、脚跟后部触地。

3. 吸气时，用力向上拉动髌骨；达到最大限度保持；呼气时放松；连续呼吸吐纳3次。

4. 右脚触地，左下肢伸直，脚跟后部触地。

5. 吸气时，用力向上拉动髌骨；达到最大限度保持；呼气时放松；连续呼吸吐纳3次。

本方法抻的是股四头肌和足三阳经筋。

医学小常识

股四头肌肌肉萎缩，是造成膝关节无力、步态不稳、"打软腿"的原因之一。和其他抻筋术式不同，腿静髌动式是通过收缩股四头肌牵拉髌骨起到抻筋的效果。

健身功效

1. 缓解膝关节疲劳和疼痛不适。
2. 滑利关节、增强肌力，预防膝关节骨性关节炎的发生。

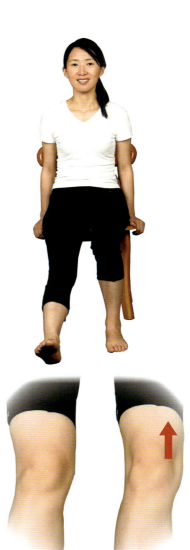

腿静髌动式

（六）前弓后绷式

弓：弯曲；绷：用力伸直。

1. 站立位。

2. 呼气时，右腿在前屈曲，左腿后伸、脚前掌触地，觉得左小腿后面肌肉拉紧；达到最大限度保持；呼气时放松，回复原位；持续呼吸吐纳6次。

3. 呼气时，左腿在前屈曲，右腿后伸，脚前掌触地，觉得右小腿后面肌肉拉紧；达到最大限度保持；呼气时放松，回复原位；持续呼吸吐纳6次。

如果不能做到，可以适当缩小两脚的距离。

本方法抻的是腓肠肌、比目鱼肌和足三阳经筋。

健身功效

1. 缓解小腿后面肌肉疲劳所致的疼痛不适或麻木。
2. 增强上背部和大腿肌肉的力量和关节活动度。
3. 预防背痛、"打软腿"和膝关节骨性关节炎的发生。

注意：做以上术式时，患有膝骨性关节炎者，一定要在可达范围内轻柔操作。

抻筋
CHEN JIN

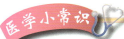

医学小常识

缺钙或受凉都可以造成大、小腿后面的肌肉紧缩，出现俗称的"抽筋"。容易忽略的是，单纯大、小腿后面的肌肉紧缩也可以同样引起"抽筋"，在分析"抽筋"时要全面考虑，前者需要补钙、保暖，后者则需要抻筋。

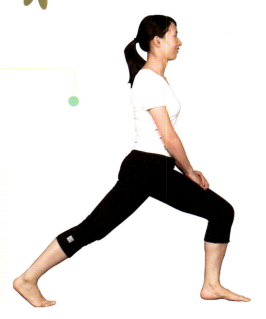

前弓后绷式

第十节 踝足部的抻筋

踝足部是下肢运动最频繁、活动角度最多的关节，即使是最轻微的问题都会出现腰、臀、髋、膝部非常的不舒适；而由它引起的下肢力线改变，则会造成腰腿持续、顽固的疼痛不适。

一、踝足部抻筋的作用

1. 能够减轻踝、足、膝、髋、臀、腰部疼痛和缓解踝、足、膝、髋、臀、腰部疲劳。

2. 增强踝、足关节的活动度和控制能力，有助于下肢的稳定性和灵活性。

3. 能够预防足跟痛、儿童生长痛的发生，和缓解足跟痛的症状。

医学小常识

1. 踝关节由胫骨、腓骨形成的踝穴和距骨组成，完成屈曲、伸直、内翻、外翻和旋转动作。

2. 足部由7块跗骨、5根跖骨和14块趾骨组成，完成屈曲、伸直动作。

3. 踝足部周围有腓肠肌、比目鱼肌、胫骨前肌、趾长伸肌和拇长伸肌等通过。

4. 踝足部周围有足三阳经筋和足三阴经筋通过。

二、踝足部抻筋的术式

（一）足底上勾式

1. 坐位。

2. 双下肢伸直，脚跟后部触地。

3. 吸气时，双脚用力向上勾起，感觉小腿后面的肌肉拉紧；达到最大限度保持；呼气时放松，回复原位；连续呼吸吐纳6次。

本方法抻的是腓肠肌、比目鱼肌、和足三阳经筋。

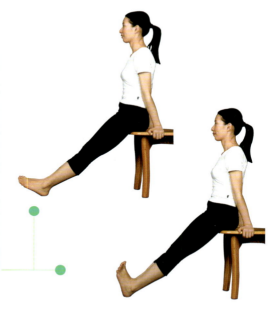

足底上勾式

健身功效

1. 腓肠肌的紧缩，可以引发腘部外侧、内踝和脚内侧疼痛不适或麻木。

2. 比目鱼肌的紧缩，可以引发腰部、骶髂关节、小腿后面中部、内踝前面、跟腱、足跟后面和下面疼痛不适或麻木。

3. 经常做足底上勾式抻筋，可以缓解上述症状，加强踝关节的力量和活动度，预防踝关节骨性关节炎的发生。

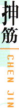

抻筋

CHEN JIN

（二）坐位芭蕾式

1. 稍前坐位，双手撑在椅子上。

2. 双下肢伸直，脚跟后部触地。

3. 吸气时，脚跟抬起、前脚掌用力向下伸，如跳芭蕾舞脚的姿势；达到最大限度保持；呼气时放松，回复原位；连续呼吸吐纳6次。

本方法抻的是胫骨前肌、趾长伸肌、拇长伸肌和足三阳经筋。

医学小常识

1. 胫骨前肌位于胫骨外侧，功能是足背屈和内翻，就是足背勾起、脚心向内翻的动作。

2. 趾长伸肌位于胫骨前肌的深部，功能是使踝关节背伸，就是把脚勾起的动作。

3. 拇长伸肌也位于胫骨前肌的深部，功能也是使踝关节背伸，就是把脚勾起的动作。

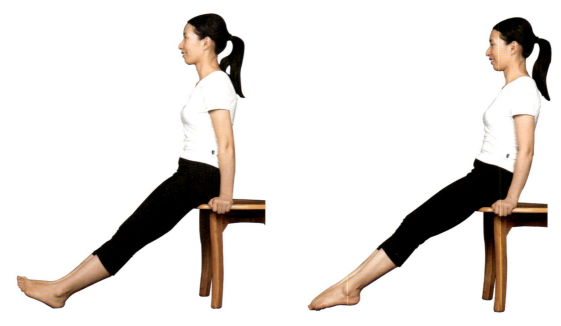

坐位芭蕾式

健身功效

　　1. 胫骨前肌的紧缩，可以引发踝关节前部、足部、大脚趾内侧和背侧的无力、僵硬、疼痛或麻木，是小儿脚和踝部"生长痛"的主要原因，大脚趾内侧的疼痛也常被误认为是痛风。

　　2. 趾长伸肌的紧缩，可以引发踝关节前方、1~4趾趾尖疼痛不适，第1和第2趾骨背侧麻木，以及腿前部肌肉无力和抬脚困难。

　　3. 拇长伸肌的紧缩，可以引发拇趾背侧、踝关节前方疼痛不适或麻木。

　　4. 经常做坐位芭蕾式抻筋，可以缓解上述症状，解除用力踢足球、不停地踩油门和刹车、长途骑自行车、爬很长楼梯时的疲劳，以及预防儿童生长痛的发生。

抻
筋
CHEN JIN

（三）脚掌相对式

1. 稍前坐位，双手撑在椅子上。

2. 双下肢屈髋、屈膝，脚外侧触地。

3. 吸气时，用力把踝关节内翻、脚掌相对；达到最大限度保持；呼气时放松，回复原位；连续呼吸吐纳6次。

本方法抻的是趾长伸肌、腓肠肌外侧头和足三阳经筋。

医学小常识

　　一般认为，足跟痛是由骨质增生、滑囊炎、脂肪垫炎和小腿和足部肌肉紧缩引起，其实髋、膝、踝部肌肉紧缩导致的下肢力线改变才是最重要的原因，治疗要全面分析，不能偏颇，抻筋时也要髋、膝、踝都考虑到。

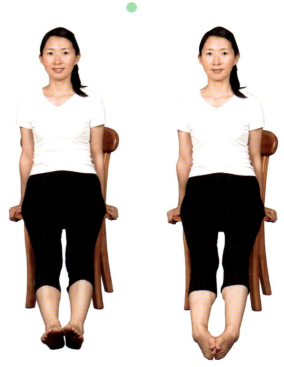

脚掌相对式

健身功效

1. 增强足、踝部的肌力和活动度，解除用力踢足球、不停地踩油门和刹车、长途骑自行车、爬很长楼梯时的疲劳。

2. 预防足跟痛的发生。

（四）脚掌相背式

1. 稍前坐位，双手撑在椅子上。

2. 双下肢屈髋、屈膝，脚内侧触地。

3. 吸气时，用力把踝关节外翻，脚底向外相背；达到最大限度保持；呼气时放松，回复原位；连续呼吸吐纳6次。

本方法抻的是腓肠肌内侧头和足三阴经筋。

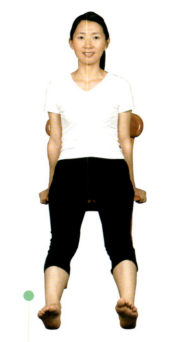
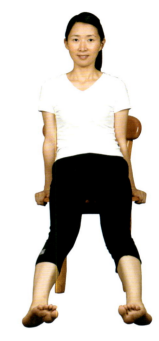

脚掌相背式

医学小常识

腰部的神经向下分布支配髋、膝、踝、足部的肌肉，髋、膝、踝、足部的疼痛、不适不仅仅会由局部肌肉的问题引起，相当多的时候是由腰部肌肉问题引起的，在抻筋时应全面考虑，同时抻腰部的筋。

健身功效

1. 增强足、踝部的肌力和活动度，解除用力踢足球、不停地踩油门和刹车、长途骑自行车、爬很长楼梯时的疲劳。

2. 预防足跟痛的发生。

抻筋 CHEN JIN

（五）足踝旋转式

1. 稍前坐位。

2. 左脚触地，右小腿下部外侧放左大腿前面。

3. 右踝关节由外向内旋转10次；右踝关节由内向外旋转10次。

4. 右脚触地，左小腿下部外侧放右大腿前面；左踝关节由外向内旋转10次；左踝关节由内向外旋转10次。

本方法揎的是腓肠肌、比目鱼肌、胫骨前肌、拇长伸肌、趾长伸肌和足三阳经筋及足三阴经筋。

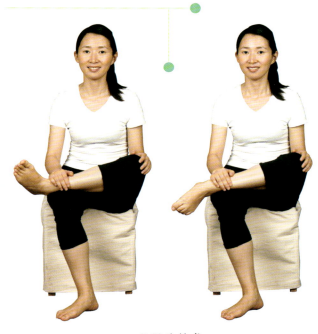

足踝旋转式

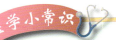

医学小常识

在认识筋的病变时，有一个很大的误区，那就是认为这是中老年人的事，跟青少年无关。其实随着生活节奏越来越快，手机、电脑、空调的频繁使用，青少年的发病率也越来越高，应该早一些开始揎筋，防微杜渐、未雨绸缪预防筋的病变发生。

健身功效

1. 增强足、踝部的肌力和活动度，解除用力踢足球、不停地踩油门和刹车、长途骑自行车、爬很长楼梯时的疲劳。

2. 预防足跟痛的发生。

（六）欠脚增高式

欠：抬起。

1. 站立位。

2. 双下肢略分开。

3. 吸气时，双脚前部触地、脚跟提起；达到最大限度保持；呼气时放松，回复原位；连续呼吸吐纳6次。

本方法抻的是腓肠肌内侧头和足三阴经筋以及趾短屈肌和足三阴经筋。

健身功效

1. 趾短屈肌的紧缩，可以引发足底前方和后方疼痛、足部酸痛、足底的无力和足弓消失。

2. 增强足、踝部的肌力和活动度，解除用力踢足球、不停地踩油门和刹车、长途骑自行车、爬很长楼梯时的疲劳。

3. 预防足跟痛和扁平足的发生。

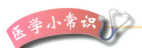

医学小常识

趾短屈肌位于足心的足弓正中，功能是屈曲1~4趾骨，就是勾脚趾的动作。

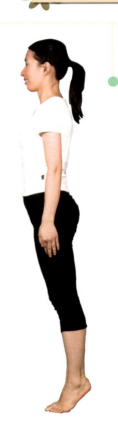
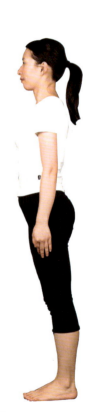

欠脚增高式

抻筋 | CHEN JIN

（七）时聚时分式

1. 稍前坐位，双手撑在椅子上。

2. 两脚分开同肩宽，脚底接触地面。

3. 吸气时，双脚以脚后跟为轴，脚尖向内转动相聚；达到最大限度保持；呼气时放松，回复原位。

4. 吸气时，双脚以脚后跟为轴，脚尖向外转动分开；达到最大限度保持；呼气时放松，回复原位。

5. 反复呼吸吐纳6次。

本方法抻的是胫骨前肌、腓骨肌和足三阳及足三阴经。

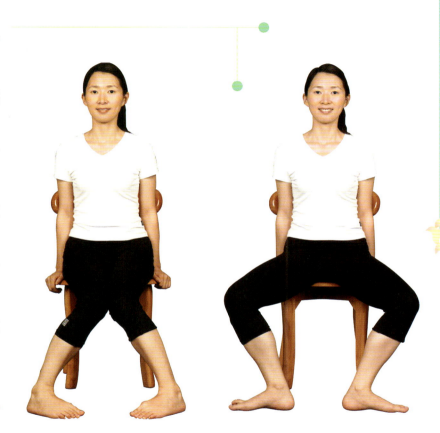

时聚时分式

腓骨肌由腓骨长肌、腓骨短肌和三号腓骨肌3块组成，位于小腿的外侧，功能是脚跖屈和踝关节外翻，就是脚尖向下和脚心向外。

健身功效

1. 腓骨肌的紧缩，可以引发小腿外侧、踝前部、脚外侧、脚后跟外侧的疼痛不适或麻木，以及踝、足无力。

2. 增强足、踝部的肌力和活动度，解除用力踢足球、不停地踩油门和刹车、长途骑自行车、爬很长楼梯时的疲劳。

3. 预防踝关节骨性关节炎的发生。

注意：踝关节活动角度每个人不同，以上术式均以可达的最大角度为度抻筋。

抻筋

CHEN JIN

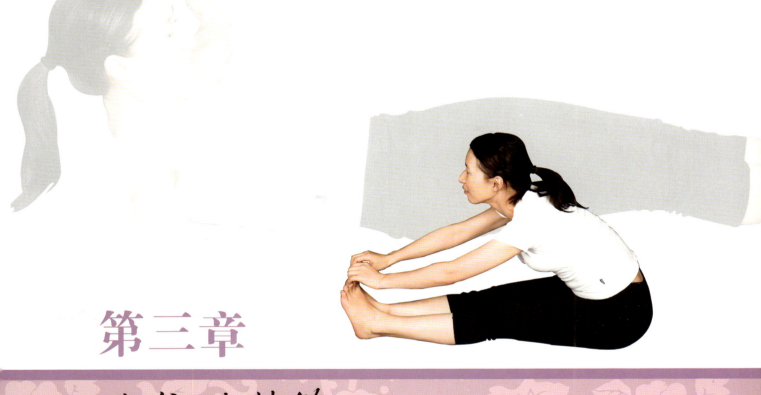

第三章

卧位的抻筋

站和坐位的抻筋，是在人体承受由体重和地面反作用力形成的纵向应力情况下进行的，这种应力会影响抻一些筋的效果。而卧位抻筋，是在没有这种应力情况下进行的，不会影响抻筋的效果，二者配合使用就可以弥补这些不足，取得满意的抻筋效果。

卧位抻筋的术式，分颈椎的卧位抻筋、胸椎的卧位抻筋、腰椎的卧位抻筋和下肢的卧位抻筋四类，分别配合相应部位的站或坐位抻筋一起练习。

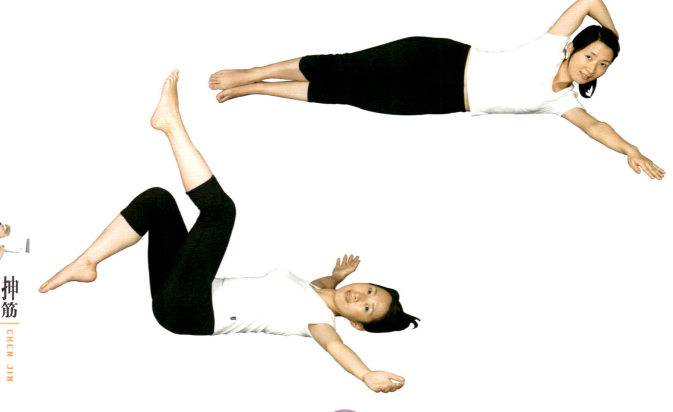

抻筋
CHEN JIN

第一节 颈椎的卧位抻筋

（一）屈颈望胸式

1. 仰卧位。

2. 双手指交叉，抱在头后部。

3. 吸气时，将头提起；达到最大限度保持；呼气时放松，回复原位；连续呼吸吐纳6次。

年老体弱的人，可改为垫高枕头，形成抬头的姿势，稍用力离开枕头，达到最大限度保持，无力时就放松触到枕头，连续3次。

本方法抻的是斜方肌上部、头半棘肌和足三阳经筋。

健身功效

1. 缓解颈项部肌肉疲劳所致的疼痛不适或麻木。

2. 增强颈项肌肉的力量和关节的活动度。

3. 预防颈椎间盘退变、颈椎病和颈椎脊柱相关疾病的发生。

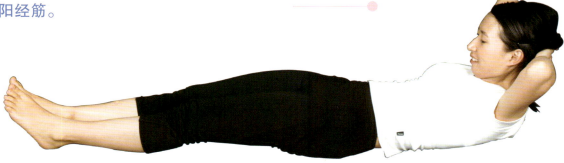

屈颈望胸式

（二）仰头觑天式

觑：音趣；看。

1. 俯卧位；双手指交叉，放在头后部。

2. 吸气时将头提起；达到最大限度保持；呼气时放松，回复原位。

3. 连续呼吸吐纳6次。

年老体弱的人，可改为在胸部垫枕头，形成抬头的姿势，稍用力离开枕头，达到最大限度保持，无力时就放松触到枕头，连续6次。

本方法抻的是颈阔肌、二腹肌、下颌舌骨肌和手三阳经筋。

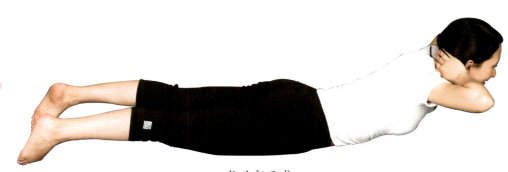

仰头觑天式

健身功效

1. 缓解颈项部肌肉疲劳所致的疼痛不适或麻木。

2. 增强颈项肌肉的力量和关节的活动度。

3. 预防颈椎间盘退变、颈椎病和颈椎脊柱相关疾病的发生。

抻筋

CHEN JIN

（三）侧耳听风式

1. 侧卧位。

2. 左手向前伸出，用右手抱住头左侧。

3. 吸气时，将头向右侧侧屈；达到最大限度保持；呼气时放松，回复原位；连续呼吸吐纳3次。

4. 右手向前伸出，用左手抱住头右侧。

5. 吸气时，将头向左侧侧屈；达到最大限度保持；呼气时，放松，回复原位；连续呼吸吐纳3次。

本方法抻的是前中后斜角肌、肩胛提肌和手三阳经筋。

健身功效

1. 缓解颈项部和上肢肌肉疲劳所致的疼痛不适或麻木。

2. 增强颈项和上肢肌肉的力量和关节的活动度。

3. 预防颈椎间盘退变、颈椎病、肩周炎和颈椎脊柱相关疾病的发生。

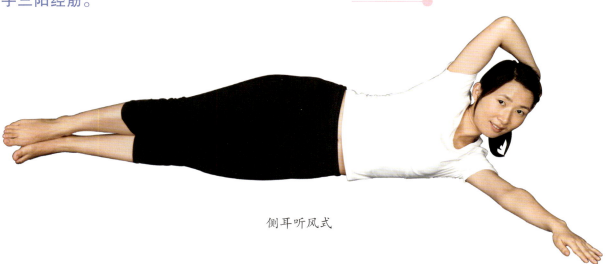

侧耳听风式

（四）前瞻后顾式

瞻：往上或往前看；顾：回头看。

1. 头垫枕仰卧位。

2. 用左手扳住右下颌，将头向左侧旋转；达到最大限度保持；呼气时放松，回复原位；连续呼吸吐纳3次。

3. 用右手扳住左下颌，将头向右侧旋转；达到最大限度保持；呼气时放松，回复原位；连续呼吸吐纳3次。

本方法抻的是胸锁乳突肌、头夹肌、颈夹肌、肩胛提肌和手三阳经筋。

前瞻后顾式

健身功效

1. 缓解颈项部和上肢肌肉疲劳所致的疼痛不适或麻木。

2. 增强颈项和上肢肌肉的力量和关节的活动度。

3. 预防颈椎间盘退变、颈椎病、肩周炎和颈椎脊柱相关疾病的发生。

第二节 胸椎的卧位抻筋

（一）项背仰屈式

1. 仰卧位。

2. 双上肢向外平伸，手心向上。

3. 吸气时，腰部不动，头颈前屈、背部离开床面；达到最大限度保持；呼气时放松，回复原位。

4. 连续呼吸吐纳6次。

年老体弱的人，可改为在项背部垫枕头，形成项背部抬起的姿势，稍用力离开枕头，达到最大限度保持，无力时就放松触到枕头，连续6次。

本方法抻的是骶棘肌胸段、棘上韧带。

健身功效

1. 缓解项背和腰部肌肉疲劳所致的疼痛不适或麻木。

2. 增强项背和腰部肌肉的力量和关节的活动度。

3. 预防胸椎间盘退变、胸椎脊柱相关疾病以及颈椎病、腰椎病的发生。

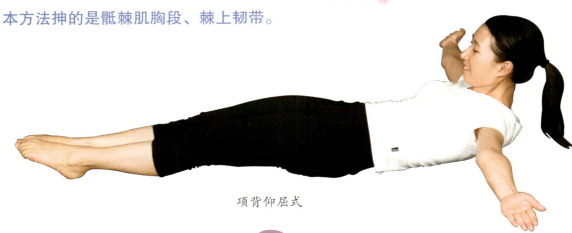

项背仰屈式

（二）颈背俯伸式

1. 俯卧位。

2. 双上肢向外平伸，手心向下。

3. 吸气时，腰部不动，胸部抬起离开床面；达到最大限度保持；呼气时放松，回复原位。

4. 连续呼吸吐纳6次。

年老体弱的人，可改为在上胸部垫被子，形成腹部抬起的姿势，稍用力离开被子，达到最大限度保持，无力时就放松触到被子，连续6次。

本方法抻的是胸大肌、胸小肌、三角肌前部和手三阴经筋。

1. 缓解颈背和肩部肌肉疲劳所致的疼痛不适或麻木。

2. 增强颈背和肩关节肌肉的力量和关节的活动度。

3. 预防颈椎间盘退变、颈椎脊柱相关疾病以及颈椎间盘突出症和肩周炎的发生。

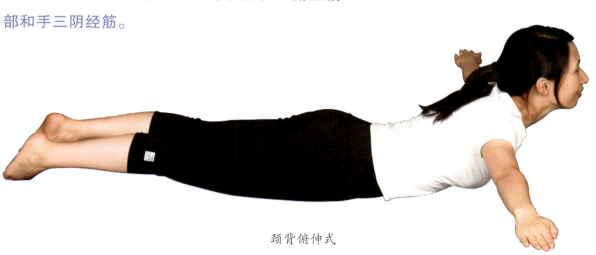

颈背俯伸式

抻筋
CHEN JIN

（三）仰卧侧拉式

1. 仰卧位，双上肢放在身体两侧。

2. 吸气时，腰和下肢不动，身体向左侧屈，达到最大限度保持；呼气时放松，回复原位；连续呼吸吐纳3次。

3. 吸气时，腰和下肢不动，身体向右侧屈，达到最大限度保持；呼气时放松，回复原位；连续呼吸吐纳3次。

本方法抻的是斜方肌下部、背阔肌、上后锯肌和足三阳经筋。

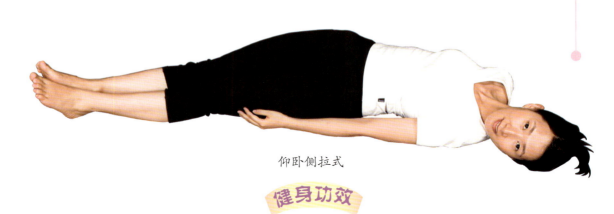

仰卧侧拉式

健身功效

1. 缓解背和腰部肌肉疲劳所致的疼痛不适或麻木。

2. 增强背和腰部肌肉的力量和关节的活动度。

3. 预防胸、腰椎间盘退变，胸、腰椎脊柱相关疾病以及胸椎间盘突出症和腰椎间盘突出症的发生。

（四）仰卧扭转式

1．仰卧位，双上肢放在身体两侧。

2．吸气时，髂骨不动，身体向左旋转，右上肢从胸前穿过拉住左侧床沿协助；达到最大限度保持；呼气时放松，回复原位；连续呼吸吐纳3次。

3．吸气时，身体向右旋转，左上肢从胸前穿过拉住右侧床沿协助；达到最大限度保持；呼气时放松，回复原位；连续呼吸吐纳3次。

本方法抻的是斜方肌下部、背阔肌、上后锯肌和足三阳经筋。

1．缓解背和腰部肌肉疲劳所致的疼痛不适或麻木。

2．增强背和腰部肌肉的力量和关节的活动度。

3．预防胸、腰椎间盘退变，胸、腰椎脊柱相关疾病以及胸椎间盘突出症和腰椎间盘突出症的发生。

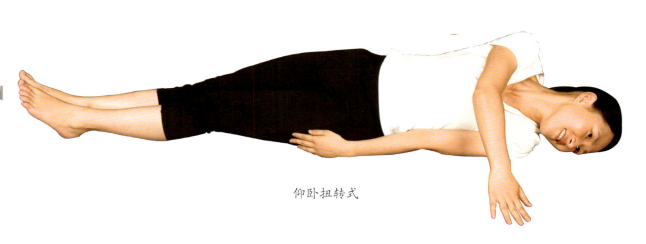

仰卧扭转式

抻筋

CHEN JIN

114

第三节　腰椎的卧位抻筋

（一）仰卧够脚式

够：接近、达到。

1. 仰卧位，双下肢伸直，手掌放在大腿前面。

2. 吸气时，身体抬起，双手尽量够脚；达到最大限度保持；呼气时放松，回复原位。

3. 连续呼吸吐纳6次。

本方法抻的是骶棘肌腰段、棘上韧带腰段和足三阳经筋。

健身功效

1. 缓解腰部肌肉疲劳所致的疼痛不适或麻木，妇科和男科症状。

2. 增强腰部肌肉的力量和关节的活动度。

3. 预防腰椎间盘退变、腰椎脊柱相关疾病以及腰椎间盘突出症的发生。

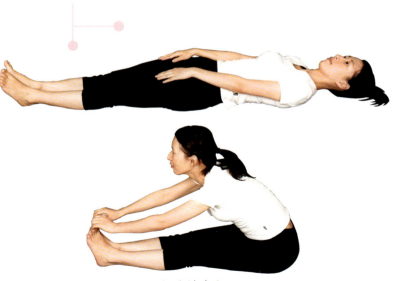

仰卧够脚式

（二）俯卧后伸式

1. 俯卧位，双上肢后伸，双手交叉握紧。

2. 吸气时，身体后仰，胸部离开床面；达到最大限度保持；呼气时放松，回复原位。

3. 连续呼吸吐纳6次。

年老体弱的人，可改为在胸部垫被子，形成身体后仰的姿势，稍用力离开被子，达到最大限度保持，无力时就放松触到被子，连续3次。

本方法抻的是腹直肌和足三阴经筋。

健身功效

1. 缓解腹部肌肉疲劳所致的疼痛不适或麻木、妇科和男科症状。

2. 经常做俯卧后伸式抻筋，可以增强腹部肌肉的力量。

3. 有利消化吸收，预防"啤酒肚"、产后腹部松弛下坠和便秘的发生。

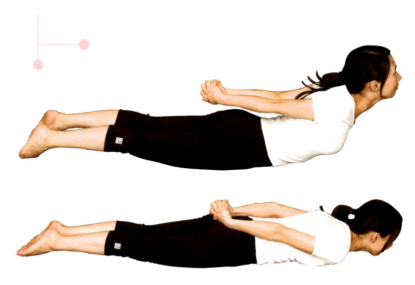

俯卧后伸式

抻筋
CHEN JIN

116

（三）抱肩侧屈式

1. 侧卧位，双手抱对侧肩。

2. 吸气时，身体向左侧侧屈，离开床面；达到最大限度保持；呼气时放松，回复原位；连续呼吸吐纳3次。

3. 侧卧位，双手抱对侧肩。

4. 吸气时，身体向右侧侧屈，离开床面；达到最大限度保持；呼气时放松，回复原位；连续呼吸吐纳3次。

年老体弱的人，可改为在胸部侧面垫被子，形成身体侧屈的姿势离开被子，达到最大限度保持，无力时就放松触到被子，连续3次。

本方法抻的是腰方肌、横突间肌和足三阳经筋。

健身功效

1. 缓解腰部肌肉疲劳所致的疼痛不适或麻木，妇科和男科症状。

2. 增强腰部肌肉的力量和关节的活动度。

3. 预防腰椎间盘退变、腰椎相关疾病、腰肌劳损以及腰椎间盘突出症的发生。

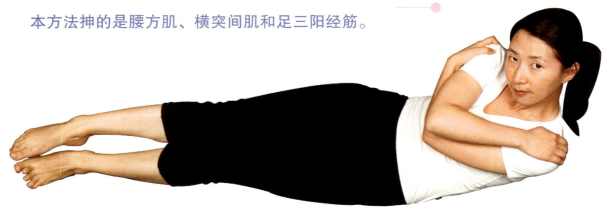

抱肩侧屈式

117

（四）拉床旋转式

1. 仰卧位。

2. 左上肢从胸前穿过，手扳住右侧床沿或右肩。

3. 吸气时，右手协助，将身体向左旋转；达到最大限度保持；呼气时放松，回复原位；连续呼吸吐纳3次。

4. 右上肢从胸前穿过，手扳住左侧床沿或左肩。

5. 吸气时，左手协助，将身体向右旋转；达到最大限度保持；呼气时放松，回复原位；连续呼吸吐纳3次。

本方法抻的是下后锯肌、腹外斜肌、腹内斜肌和足三阳经筋、足三阴经筋。

1. 缓解背、腰和腹部肌肉疲劳所致的疼痛不适或麻木、妇科和男科症状。

2. 增强背、腰和腹部肌肉的力量。

3. 预防胸、腰椎间盘退变，胸、腰椎脊柱相关疾病，胸椎间盘突出症和腰椎间盘突出症以及"啤酒肚"、产后腹部松弛下坠和便秘的发生。

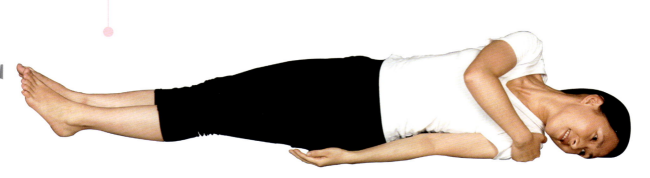

拉床旋转式

抻筋 CHEN JIN

118

（五）肘撑挺腹式

1. 仰卧位，双肘接触床面支撑。

2. 吸气时，挺胸腹，腰臀离开床面，达到最大限度保持，呼气时放松，回复原位。

3. 连续呼吸吐纳6次。

本方法抻的是腹直肌、胸大肌和足三阴经筋。

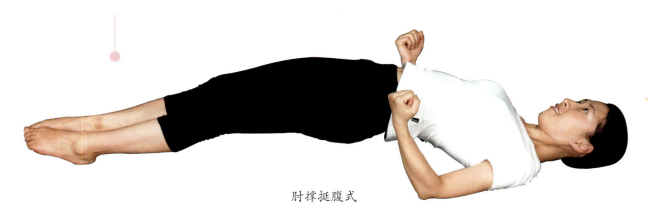

肘撑挺腹式

健身功效

1. 缓解胸腹部肌肉疲劳所致的疼痛不适或麻木、妇科和男科症状。

2. 增强胸腹部肌肉的力量。

3. 预防胸椎间盘退变、胸椎脊柱相关疾病、胸椎间盘突出症和胸闷、胁胀以及"啤酒肚"、产后腹部松弛下坠和便秘的发生。

（六）退避三舍式

古代行军以三十里为一舍，"退避三舍"比喻对人让步或回避，此处形容向后缩。

1. 跪位，两手支撑，双膝及小腿前面接触床面。

2. 吸气时，身体退避后缩，臀部接触脚后跟；达到最大限度保持；呼气时，身体向前，回复原位。

3. 反复呼吸吐纳6次。

本方法抻的是胸大肌、骶棘肌、腹直肌、横突棘肌及足三阳经筋和足三阴经筋。

健身功效

1. 缓解背、腰和腹部肌肉疲劳所致的疼痛不适或麻木、妇科和男科症状。

2. 增强背、腰和腹部肌肉的力量。

3. 预防胸、腰椎间盘退变，胸、腰椎脊柱相关疾病，胸椎间盘突出症和腰椎间盘突出症以及"啤酒肚"、产后腹部松弛下坠和便秘的发生。

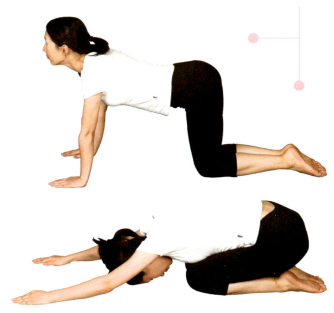

退避三舍式

抻筋 | CHEN JIN

（七）夹腿望天式

1. 仰卧位，两肘在后支撑，两膝之间夹一个矿泉水瓶。

2. 吸气时，身体抬起，臀部离开床面；达到最大限度保持；呼气时放松，臀部接触床面。

3. 反复呼吸吐纳6次。

本方法抻的是腹直肌和足三阴经筋。

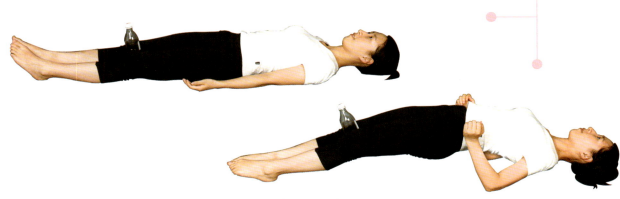

夹腿望天式

健身功效

1. 缓解腹部肌肉疲劳所致的疼痛不适或麻木、妇科和男科症状。

2. 增强腹部肌肉的力量。

3. 预防腹胀、食欲不振、便秘 、"啤酒肚"和产后腹部松弛下坠的发生。

（一）抬腿勾脚式

1. 仰卧位，双下肢伸直。

2. 吸气时，左下肢抬起，勾起脚背；达到最大限度保持；呼气时放松，落下回复位；连续呼吸吐纳3次。

3. 吸气时，右下肢抬起，勾起脚背；达到最大限度保持；呼气时放松，落下回复原位；连续呼吸吐纳3次。

4. 吸气时，双下肢抬起，勾起脚背；达到最大限度保持；呼气时放松，落下回复原位；连续呼吸吐纳3次。

本方法抻的是股后肌群、腘肌、跖肌、腓肠肌、比目鱼肌和足三阳经筋。

健身功效

1. 缓解腿后部肌肉疲劳所致的疼痛不适或麻木。

2. 增强腿后部肌肉的力量和关节活动度。

3. 预防坐骨神经痛、下肢无力和小腿子肚抽筋的发生。

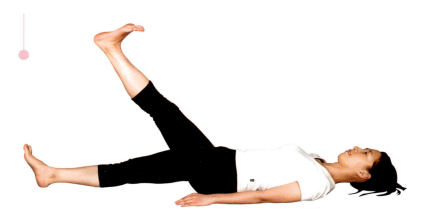

抬腿勾脚式

抻筋 | CHEN JIN

（二）后拉伸脚式

1. 侧卧位。

2. 双下肢伸直。

3. 吸气时，左下肢屈膝后伸，用左手抓住左踝协助；达到最大限度保持；呼气时放松，回复原位；连续呼吸吐纳3次。

4. 双下肢伸直。

5. 吸气时，右下肢屈膝后伸，用右手抓住右踝协助；达到最大限度保持；呼气时放松，回复原位；连续呼吸吐纳3次。

年老体弱的人，可改为在后伸的大腿下面垫被子，形成身体后仰的姿势，稍用力离开被子，达到最大限度保持，无力时就放松触到被子上，连续3次。

本方法抻的是股四头肌、胫骨前肌、拇长伸肌、趾长伸肌和足三阳经筋。

健身功效

1. 缓解腿前部肌肉疲劳所致的疼痛不适或麻木。

2. 增强腿前部肌肉的力量和关节活动度。

3. 预防"打软腿"、抬腿无力和膝关节骨性关节炎的发生。

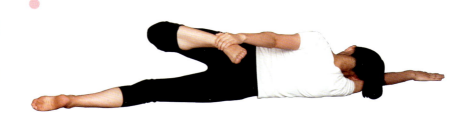

后拉伸脚式

123

（三）一曲一直式

1. 仰卧位。

2. 右下肢伸直，左下肢屈膝屈髋、外踝放在右髌骨上方。

3. 吸气时，左下肢向外翻，膝外侧接触床面；达到最大限度保持；呼气时放松，回复原位；连续呼吸吐纳3次。

4. 左下肢伸直，右下肢屈膝屈髋、外踝放在左髌骨上方。

5. 吸气时，右下肢向外翻，膝外侧接触床面；达到最大限度保持；呼气时放松，回复原位；连续呼吸吐纳3次。

年老体弱的人，可减少难度，改把外踝放在对侧膝内侧床面上，外翻到可达角度，保持连续呼吸吐纳3次的时间。

本方法抻的是股内收肌群、腓肠肌内侧头和足三阴经筋。

抻筋
CHEN JIN

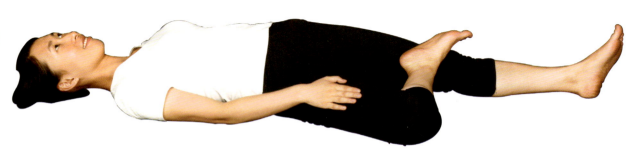

一曲一直式

（四）一正一反式

1. 仰卧位。

2. 右下肢伸直，左下肢屈膝屈髋、脚放在右膝外侧，右手扳住左膝外侧协助。

3. 吸气时，将左下肢向内翻；达到最大限度保持；呼气时放松，回复原位；连续呼吸吐纳3次。

4. 左下肢伸直，右下肢屈膝屈髋、脚放在左膝外侧，左手扳住右膝外侧协助。

5. 吸气时，将右下肢内翻；达到最大限度保持；呼气时放松，回复原位；连续呼吸吐纳3次。

本方法抻的是阔筋膜张肌、腓肠肌外侧和足三阳经筋。

健身功效

1. 缓解大腿外侧肌肉疲劳所致的疼痛不适或麻木。

2. 增强大腿肌肉的力量和关节活动度。

3. 预防股外侧皮神经炎和股骨头缺血性坏死的发生。

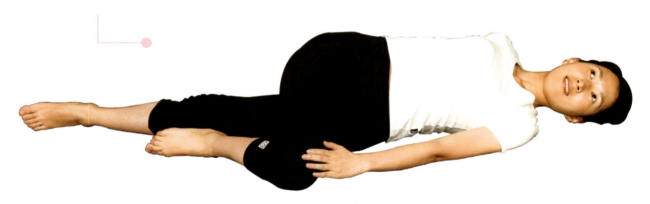

一正一反式

（五）上合下分式

1. 仰卧位。

2. 双上肢向外平伸，手心向上，双下肢并拢。

3. 吸气时，双上肢内收、在胸前掌心相对，双下肢外展分开；达到最大限度保持；呼气时放松，回复原位。

4. 反复呼吸吐纳6次。

本方法抻的是肱三头肌、背阔肌、股内收肌群和手三阳及足三阴经筋。

1. 缓解上臂后面和大腿外侧肌肉疲劳所致的疼痛不适或麻木。

2. 增强上臂和大腿肌肉的力量和关节活动度。

3. 预防性功能障碍、男科病、妇科病和股骨头缺血性坏死的发生。

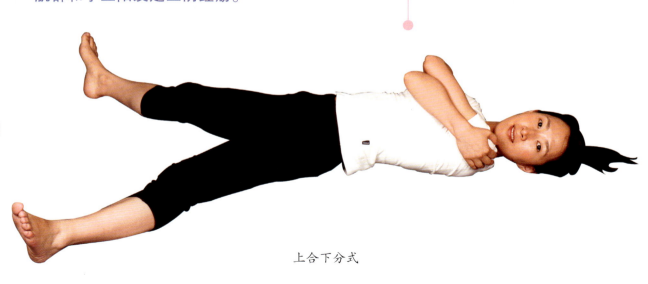

上合下分式

抻筋
CHEN JIN

（六）分道扬镳式

镳：马勒口；扬镳：指驱马前进；分道扬镳：形容分路而行；此处指伸向不同方向。

1. 两手支撑、双膝及小腿前面接触床面的跪位。

2. 吸气时，右手离开床面向前伸，左腿离开床面向后伸；达到最大限度保持；呼气时放松，回到原位；反复呼吸吐纳3次。

3. 吸气时，左手离开床面向前伸，右腿离开床面向后伸；达到最大限度保持；呼气时放松，回到原位；反复呼吸吐纳3次。

本方法抻的是背阔肌、股四头肌和手三阳经筋及足三阳经筋。

健身功效

1. 缓解背部和大腿前面肌肉疲劳所致的疼痛不适或麻木。

2. 增强上背部和大腿肌肉的力量和关节活动度。

3. 预防背痛、"打软腿"和膝关节骨性关节炎的发生。

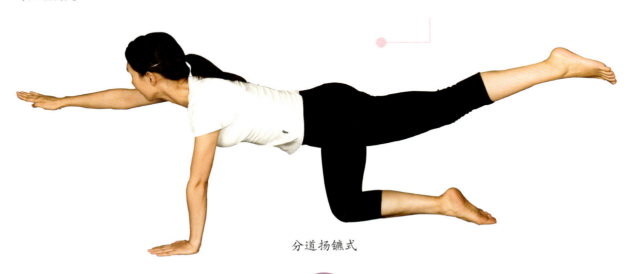

分道扬镳式

（七）膝髋双分式

1. 仰卧位，双膝屈曲并拢，足心接触床面。

2. 吸气时，双膝向外分开，足心相触；达到最大限度保持；呼气时放松，回复原位。

3. 反复呼吸吐纳6次。

本方法抻的是股内收肌群和足三阴经筋。

1. 缓解大腿内侧肌肉疲劳所致的疼痛不适或麻木。

2. 增强大腿肌肉的力量和关节活动度。

3. 预防性功能障碍、男科病、妇科病和股骨头缺血性坏死的发生。

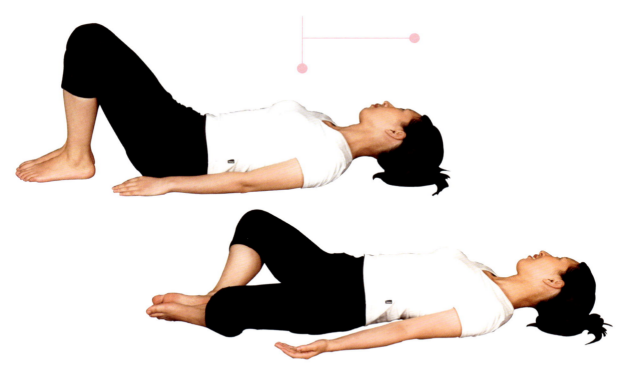

膝髋双分式

抻筋 CHEN JIN

（八）空蹬单车式

单车，就是自行车。

1. 仰卧位。

2. 双下肢提起，像蹬自行车一样。

3. 连续空蹬10圈。

本方法抻的是股四头肌、股二头肌、半腱肌、半膜肌和足三阳经筋及足三阴经筋。

健身功效

1. 缓解膝关节疲劳和疼痛不适。

2. 能滑利关节、增强肌力，预防膝关节骨性关节炎的发生。

注意：以上术式年老体弱和身体柔韧度较差的人，如做起来有困难，就不要勉强，改做站和坐位的抻筋。

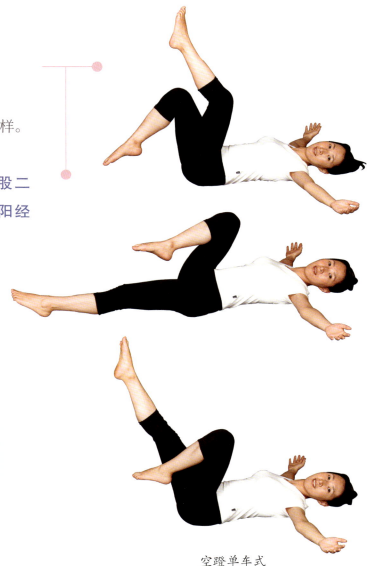

空蹬单车式

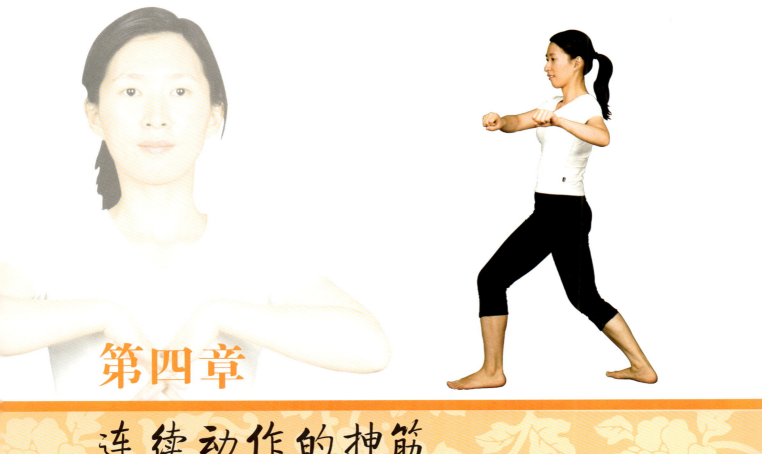

第四章

连续动作的抻筋

（一）反握回旋式

1. 坐或站立位。

2. 双上肢伸直，两手平行伸向身体前方，与肩同高，手背相对，掌心朝外，拇指向下。

3. 十指交叉相握。

4. 吸气时，屈肘从胸前向下达到小腹前；呼气时，伸肘从小腹向上到胸前再回复原位；连续呼吸吐纳6次。

本方法抻的是上肢和胸背部肌肉，以及手、足三阴及三阳经筋。

健身功效

1. 缓解上肢和胸背部肌肉疲劳所致的疼痛不适或麻木。

2. 增强上肢和背部肌肉的力量及关节活动度和韧带的韧性和血管的弹性。

3. 预防背痛、上肢痛、肩周炎、网球肘和腕指部腱鞘炎的发生。

抻筋
CHEN JIN

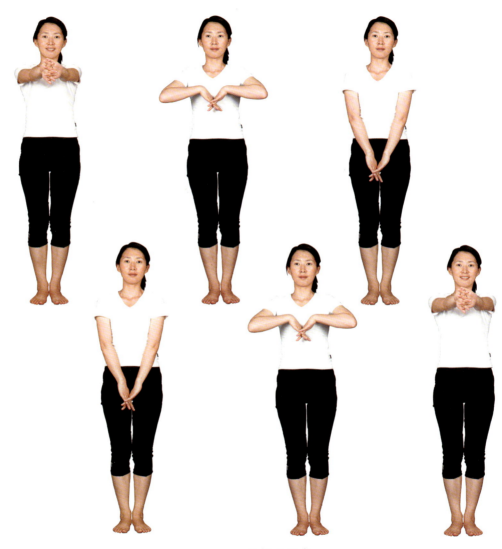

反握回旋式

（二）顺逆推磨式

1. 站立位。

2. 左下肢在前屈曲，右下肢在后伸直，双手放在胸前，半握拳，就像推磨的姿势。

3. 向右按顺时针方向旋转推动；连续呼吸吐纳3次。

4. 右下肢在前屈曲，左下肢在后伸直，双手放在胸前，半握拳，就像推磨的姿势。

5. 向左按逆时针方向旋转推动；连续呼吸吐纳3次。

本方法抻的是全身肌肉和手、足三阴及三阳经筋。

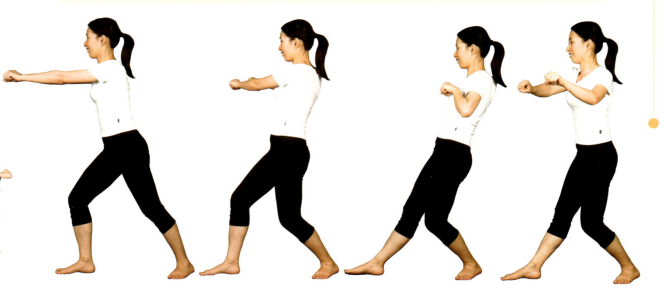

顺逆推磨式

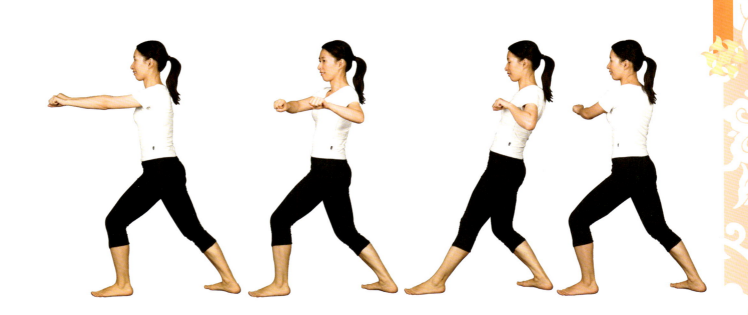

健身功效

1. 缓解全身肌肉疲劳所致的疼痛不适或麻木。

2. 增强全身肌肉的力量及关节活动度和韧带的韧性以及血管的弹性，疏通全身经络气血。

3. 经常做顺逆推磨式抻筋，有强身健体、益寿延年的功效。

（三）旱地划船式

1. 站立位。

2. 右腿在前屈膝，左腿在后伸直，双手半握拳放在胸前。

3. 吸气时，身体前倾，两臂伸展向前推，就像划船的样子；呼气时，身体后仰、两臂屈曲向后拉，就像划船的样子；连续呼吸吐纳6次。

4. 左腿在前屈膝，右腿在后伸直，双手半握拳放在胸前。

5. 吸气时，身体前倾，两臂伸展向前推，就像划船的样子；呼气时，身体后仰、两臂屈曲向后拉，就像划船的样子；连续呼吸吐纳6次。

本方法抻的是全身肌肉和手、足三阴及三阳经筋。

健身功效

1. 缓解全身肌肉疲劳所致的疼痛不适或麻木。

2. 增强全身肌肉的力量及关节活动度和韧带的韧性和血管的弹性，疏通全身经络气血。

3. 经常做旱地划船式抻筋，有强身健体、益寿延年的功效。

抻筋
CHEN JIN

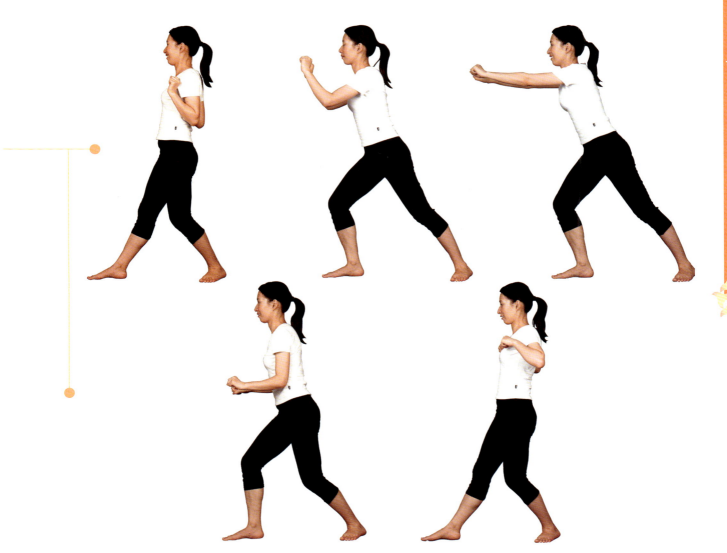

旱地划船式

（四）胸腹环转式

1. 站立位。

2. 双上肢向前伸直，十指交叉握紧，手背朝前。

3. 吸气时，上肢回收，掌心贴胸；达到最大限度保持；呼气时翻腕掌心向前，双上肢前伸。

4. 反复呼吸吐纳6次。

本方法抻的是上肢和胸背部肌肉和手、足三阴及三阳经筋。

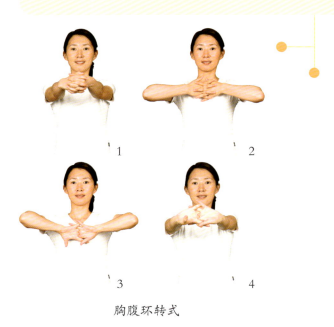

胸腹环转式

健身功效

1. 缓解上肢和胸、背部肌肉疲劳所致的疼痛不适或麻木。

2. 增强上肢和胸、背部肌肉的力量及关节活动度和韧带的韧性和血管的弹性，疏通全身经络气血。

3. 预防背痛、上肢痛、肩周炎、"网球肘"和腕指部腱鞘炎的发生。

抻筋
CHEN JIN

（五）三向给力式

1. 站立位。

2. 双上肢交叉、前伸，双拇指朝下，掌心相对，十指交叉。

3. 吸气时，屈肘、屈腕；保持到吸气的最大限度；呼气时，先回收到胸前，再向前伸展。

4. 连续呼吸吐纳6次。

本方法抻的是上肢和胸背部肌肉和手、足三阴及三阳经筋。

健身功效

1. 缓解上肢和胸、背部肌肉疲劳所致的疼痛不适或麻木。

2. 增强上肢和胸、背部肌肉的力量及关节活动度和韧带的韧性和血管的弹性，疏通全身经络气血。

3. 预防背痛、上肢痛、肩周炎、"网球肘"和腕指部腱鞘炎的发生。

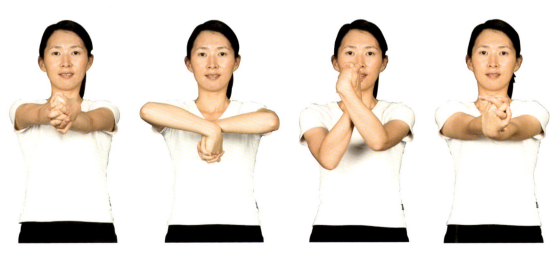

三向给力式

（六）双翅展缩式

1. 站立位。

2. 双上肢向外平伸。

3. 吸气时，屈腕、屈肘、向下缩腋，形如小鸟缩翅；呼气时，伸腕、伸肘、向上开腋，形如小鸟展翅。

4. 连续呼吸吐纳6次。

本方法抻的是上肢、胸背部肌肉和手、足三阴及三阳经筋。

1. 缓解上肢和胸、背部肌肉疲劳所致的疼痛不适或麻木。

2. 增强上肢和胸、背部肌肉的力量及关节活动度和韧带的韧性以及血管的弹性，疏通全身经络气血。

3. 预防背痛、上肢痛和肩周炎、"网球肘"的发生。

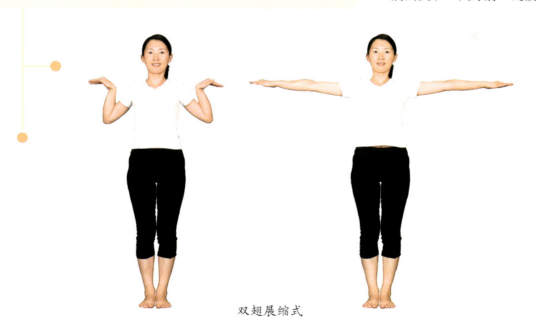

双翅展缩式

抻筋

CHEN JIN

（七）顺逆环转式

1. 两腿稍分开站立位。

2. 双上肢向外平伸，手心向上。

3. 吸气时，双臂从胸前交错向下环转；呼气时，回到原位；连续呼吸吐纳3次。

4. 吸气时，双臂从腹前交错向上环转；呼气时，回到原位；连续呼吸吐纳3次。

本方法抻的是上肢、胸背部肌肉和手、足三阴及手三阳经筋。抻肱二头肌、肱三头肌、桡侧伸腕肌和手三阴及手三阳经。

健身功效

1. 缓解上肢和胸、背部肌肉疲劳所致的疼痛不适或麻木。

2. 增强上肢和胸、背部肌肉的力量及关节活动度和韧带的韧性和血管的弹性，疏通全身经络气血。

3. 预防背痛、上肢痛、肩周炎和"网球肘"的发生。

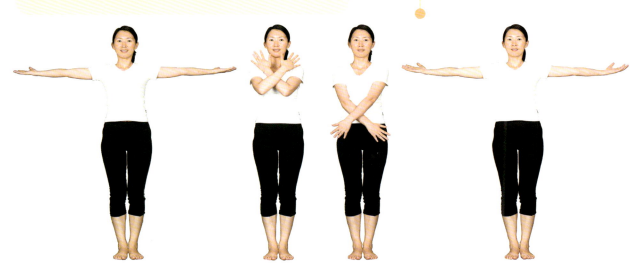

顺逆环转式

（八）开腋转腰式

1．站位、指交叉放在脑后，挺胸，展开两腋。

2．吸气时，身体向左转；达到最大限度保持；呼气时，转回原位；连续呼吸吐纳3次。

3．吸气时，身体向右转；达到最大限度保持；呼气时，转回原位；连续呼吸吐纳3次。

本方法抻的是上肢、胸背部肌肉和手、足三阴及手三阳经筋。

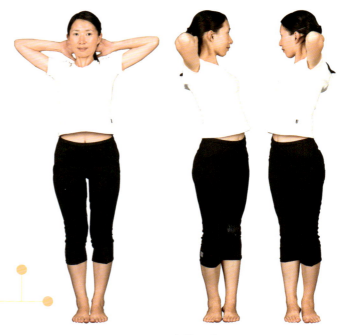

开腋转腰式

健身功效

1．缓解上肢和胸、背部肌肉疲劳所致的疼痛不适或麻木。

2．增强上肢和胸、背部肌肉的力量及关节活动度和韧带的韧性和血管的弹性，疏肝解郁。

3．预防背痛、上肢痛、肩周炎、胸椎间盘突出症和腰椎间盘突出症的发生。

抻筋
CHEN JIN

（九）摸嘴掏兜式

兜：口袋，此处指裤子的侧兜。

1. 坐或站立位；双上肢放在身体侧面。

2. 吸气时，屈肘，左手心从外向内转到嘴前；呼气时，左手翻转，手从胯外侧裤口袋处后伸；反连续呼吸吐纳3次。

3. 吸气时，屈肘，右手心从外向内转到嘴前；呼气时，右手翻转，手从胯外侧裤口袋处后伸；连续呼吸吐纳3次。

本方法抻的是上肢、胸背部肌肉和手、足三阴及手三阳经筋。

健身功效

1. 缓解上肢和胸、背部肌肉疲劳所致的疼痛不适或麻木。

2. 增强上肢和胸、背部肌肉的力量及关节活动度和韧带的韧性和血管的弹性，疏通全身经络气血。

3. 预防背痛、上肢痛、肩周炎、"网球肘"的发生。

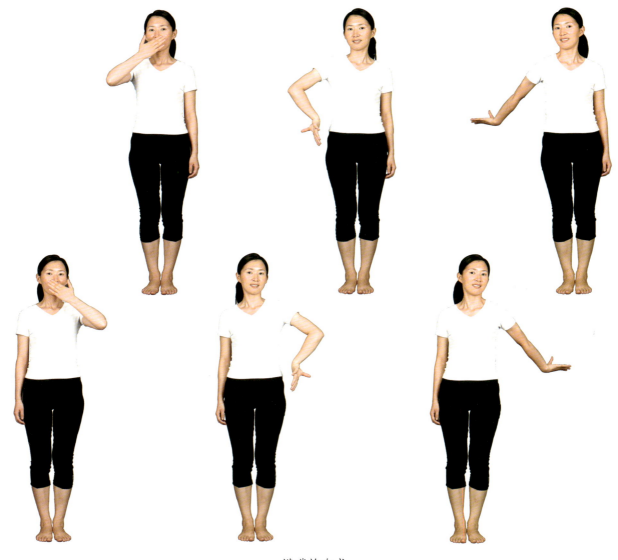

摸嘴掏兜式

（十）掌心摩顶式

摩：摸，抚。

1. 坐或站立位，屈肘抬臂过头，手心向下。
2. 自由呼吸，左手由内向外从头顶环转，连续3圈。
3. 自由呼吸，右手由内向外从头顶环转，连续3圈。
4. 自由呼吸，左手由外向内从头顶环转，连续3圈。
5. 自由呼吸，右手由外向内从头顶环转，连续3圈。

本方法抻的是上肢、胸背部肌肉和手、足三阴及手三阳经筋。

健身功效

1. 缓解上肢和胸、背部肌肉疲劳所致的疼痛不适或麻木。

2. 增强上肢和胸、背部肌肉的力量，增强关节活动度、韧带的韧性和血管的弹性，疏通全身经络气血。

3. 预防背痛、上肢痛、肩周炎、"网球肘"的发生。

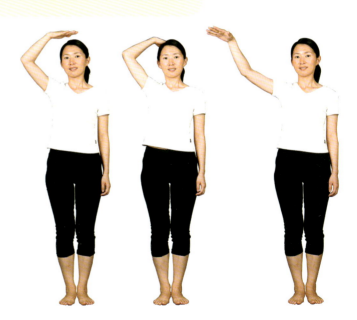

掌心摩顶式

（十一）腰胯回旋式

1. 站立位，双手叉腰，双下肢稍分开。

2. 腰胯顺序向左、向前、向右、向后回旋；连续3圈。

3. 腰胯顺序向右、向前、向左、向后回旋；连续3圈。

本方法抻的是全身肌肉和手三阴、手三阳及足三阴、足三阳经筋。

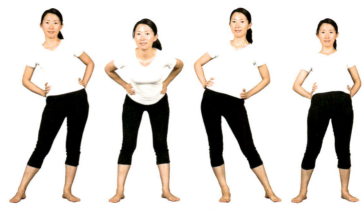

腰胯回旋式

健身功效

　1．缓解全身的疲劳。

　2．增强全身肌肉的力量，增强关节活动度、韧带的韧性和血管的弹性，疏通全身经络气血，提高生活质量，健康长寿。

　3．预防颈椎病、腰椎间盘突出症、坐骨神经痛、肩周炎、股骨头缺血性坏死等多种疾病。

注意：以上术式抻筋时，要因人而异，量力而行，循序渐进，持之以恒，才能取得满意的效果。

抻筋 CHEN JIN

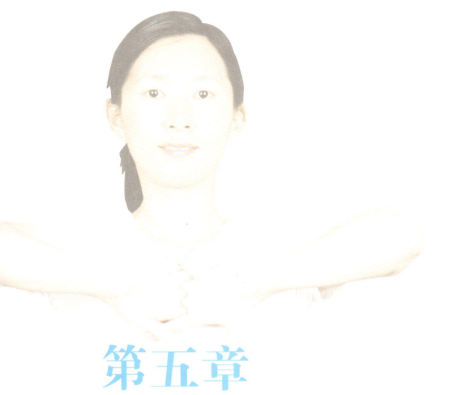

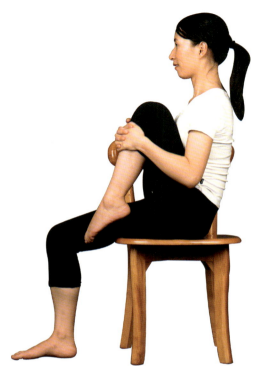

第五章

针对症状的抻筋

经筋，可以简单地这样理解：经，是路线；筋，是骨骼肌；经筋，就是骨骼肌排列成的路线。这样的路线一共有12条，分别是：

手三阳经筋3条——手太阳经筋、手阳明经筋、手少阳经筋。

手三阴经筋3条——手太阴经筋、手厥阴经筋、手少阴经筋。

足三阳经筋3条——足太阳经筋、足阳明经筋、足少阳经筋。

足三阴经筋3条——足太阴经筋、足厥阴经筋、足少阴经筋。

十二经筋，是气血分布于肌肉、关节体系的重要通道。

十二经筋的主要作用是，连接筋肉、骨骼，滑利关节屈伸活动，保持人体正常的运动功能。十二经筋分布的特点是，联属于十二经脉，循行走向都是从四肢末端走向头身，行于体表，不入内脏，结聚于关节骨骼部。

十二经筋的分布规律如下表所示：

经筋	起于	循行	止于
手三阳	手指	上肢背面	头部
手三阴	手指	上肢掌面	胸部
足三阳	足趾	下肢外侧面	面部
足三阴	足趾	下肢内侧面	腹部

一、经筋不通的症状

循行于经筋的气血不通畅，就是经筋不通，除了造成所经过路线上的肌肉疼痛、挛紧外，还可以出现脏腑的症状。

经筋	不通的症状
手三阳	头、项、五官、咽喉、胸胁、腹、大便、小便的功能异常。
手三阴	咽喉、心、肺、胸、胃、胁肋、上肢功能异常。
足三阳	头项、五官、胃、肠、背、腰、下肢功能异常。
足三阴	肝、脾、胃、胸、腹、妇科功能异常。

 # 二、对症抻筋

经筋不通出现的症状，轻微的可以抻特定部位的筋得到缓解；较重的需要专业医生治疗，抻特定部位的筋有辅助治疗、加快恢复的作用。什么轻微症状怎么抻筋，可按下表选择：

轻微症状	抻筋的术式及页码
头、项、五官、咽喉、胸胁、腹、大便、小便的功能异常	侧前倾倒式（22），侧后倾倒式（24），侧耳寻肩式（25），颌胸顾盼式（26），坐井观天式（28），兜手摸肩式（54），双龙护颈式（57），抬肩够背式（59），蟒蛇转头式（61），小鸟啄肩式（63），劳燕分飞式（71），上倾下斜式（73），左旋右转式（75），握拳贯力式（76），蜷伸交替式（78），仰头觑天式（108），侧耳听风式（109），前瞻后顾式（110），上合下分式（126），分道扬镳式（127），反握回旋式（132），旱地划船式（136），胸腹环转式（138），三向给力式（139），双翅展缩式（140），顺逆环转式（141），开腋转腰式（142），摸嘴掏兜式（143），掌心摩顶式（145），顺逆推磨式（134）。
咽喉、心、肺、胸、胃、胁肋、上肢功能异常	抱颈缩背式（30），摸肩缩背式（32），胸挺指撑式（39），翻手摸背式（55），擎天一柱式（56），白蟒吐舌式（62），伸掌乞天式（64），内环外转式（65），外转伸腕式（67），童子拜佛式（70），劳燕分飞式（71），上倾下斜式（73），左旋右转式（75），指腹牴牛式（77），蜷伸交替式（78），反握回旋式（132），旱地划船式（136），胸腹环转式（138），三向给力式（139），双翅展缩式（140），顺逆环转式（141），开腋转腰式（142），摸嘴掏兜式（143），掌心摩顶式（145），顺逆推磨式（134）。

抻筋

轻微症状	押筋的术式及页码
头项、五官、胃、肠、背、腰、下肢功能异常	头肩争力式（21），颌胸顾盼式（26），抱肩缩胸式（34），抱胸扭转式（35），坐躬探足式（36），端坐擎天式（37），俯仰排浊式（38），立躬探足式（41），望云观天式（42），左倾右倒式（43），左顾右盼式（44），吸气挺身式（46），欠足够天式（47），挺胸伸腰式（48），弯腰顾盼式（50），伸臂缩胸式（58），收髋内转式（80），股胸相触式（83），伸腿殿后式（84），提踵引力式（85），前屈后蹬式（86），踵臀相触式（89），伸直贯力式（90），膝内脚外式（92），腿静髌动式（93），前弓后绷式（94），足底上勾式（96），坐位芭蕾式（97），脚掌相对式（99），足踝旋转式（101），时聚时分式（103），屈颈望胸式（107），项背仰屈式（111），仰卧侧拉式（113），仰卧扭转式（114），抱肩侧屈式（117），拉床旋转式（118），退避三舍式（120），抬腿勾脚式（122），后拉伸脚式（123），一反一正式（125），空蹬单车式（129）。
肝、脾、胃、胸、腹、妇科功能异常	俯仰排浊式（38），望云观天式（42），吸气挺身式（46），欠足够天式（47），弯腰顾盼式（50），展髋外转式（81），骑足外翻式（91），脚掌相背式（100），足踝旋转式（101），欠脚增高式（102），时聚时分式（103），颈背俯伸式（111），俯卧后伸式（116），拉床旋转式（118），肘撑挺腹式（119），退避三舍式（120），夹腿望天式（121），一曲一直式（124），上合下分式（126），分道扬镳式（127），膝髋双分式（128），空蹬单车式（129），反握回旋式（132），旱地划船式（136），胸腹环转式（138），三向给力式（139），双翅展缩式（140），顺逆环转式（141），开腋转腰式（142），摸嘴掏兜式（143），掌心摩顶式（145），顺逆推磨式（134）。

五官与五脏对应，五官的症状，可以抻相应五脏的筋得到缓解；五脏的症状，也可以抻相应五官的筋得到缓解。具体看下面的表，选择抻筋术式。

五官	五脏	抻筋术式及页码
眼	肝	瞠目揪睑式（14），面面俱到式（17），俯仰排浊式（38），望云观天式（42），吸气挺身式（46），欠足够天式（47），弯腰顾盼式（50），展髋外转式（81），骑足外翻式（91），脚掌相背式（100），足踝旋转式（101），欠脚增高式（102），时聚时分式（103），颈背俯伸式（112），俯卧后伸式（116），拉床旋转式（118），肘撑挺腹式（119），退避三舍式（120），夹腿望天式（121），一曲一直式（124），上合下分式（126），分道扬镳式（127），膝髋双分式（128），空蹬单车式（129），反握回旋式（132），旱地划船式（136），胸腹环转式（138），三向给力式（139），双翅展缩式（140），顺逆环转式（141），开腋转腰式（142），摸嘴掏兜式（143），掌心摩顶式（145），顺逆推磨式（134）。
舌	心	捂嘴弄舌式（13），面面俱到式（17），抱颈缩背式（30），摸肩缩背式（32），胸挺指撑式（39），翻手摸背式（55），擎天一柱式（56），白蟒吐舌式（62），伸掌乞天式（64），内环外转式（65），外转伸腕式（67），童子拜佛式（70），劳燕分飞式（71），上倾下斜式（73），左旋右转式（75），指腹牴牛式（77），蜷伸交替式（78），反握回旋式（132），旱地划船式（136），胸腹环转式（138），三向给力式（139），双翅展缩式（140），顺逆环转式（141），开腋转腰式（142），摸嘴掏兜式（143），掌心摩顶式（145），顺逆推磨式（134）。

五官	五脏	抻筋术式及页码
唇	脾	咧嘴伸颌式（15），面面俱到式（17），俯仰排浊式（38），望云观天式（42），吸气挺身式（46），欠足够天式（47），弯腰顾盼式（50），展髋外转式（81），骑足外翻式（91），脚掌相背式（100），足踝旋转式（101），欠脚增高式（102），时聚时分式（103），颈背俯伸式（112），俯卧后伸式（116），拉床旋转式（118），肘撑挺腹式（119），退避三舍式（120），夹腿望天式（121），一曲一直式（124），上合下分式（126），分道扬镳式（127），膝髋双分式（128），空蹬单车式（129），反握回旋式（132），旱地划船式（136），胸腹环转式（138），三向给力式（139），双翅展缩式（140），顺逆环转式（141），开腋转腰式（142），摸嘴掏兜式（143），掌心摩顶式（145），顺逆推磨式（134）。
鼻	肺	鼻翼分飞式（16），面面俱到式（17），抱颈缩背式（30），摸肩缩背式（32），胸挺指撑式（39），翻手摸背式（55），擎天一柱式（56），白蟒吐舌式（62），伸掌乞天式（64），内环外转式（65），外转伸腕式（67），童子拜佛式（70），劳燕分飞式（71），上倾下斜式（73），左旋右转式（75），指腹牴牛式（77），蜷伸交替式（78），反握回旋式（132），旱地划船式（136），胸腹环转式（138），三向给力式（139），双翅展缩式（140），顺逆环转式（141），开腋转腰式（142），摸嘴掏兜式（143），掌心摩顶式（145），顺逆推磨式（134）。
耳	肾	八戒揪耳式（12），面面俱到式（17），俯仰排浊式（38），望云观天式（42），吸气挺身式（46），欠足够天式（47），弯腰顾盼式（50），展髋外转式（81），骑足外翻式（91），脚掌相背式（100），足踝旋转式（101），欠脚增高式（102），时聚时分式（103），颈背俯伸式（112），俯卧后伸式（116），拉床旋转式（118），肘撑挺腹式（119），退避三舍式（120），夹腿望天式（121），一曲一直式（124），上合下分式（126），分道扬镳式（127），膝髋双分式（128），空蹬单车式（129），反握回旋式（132），旱地划船式（136），胸腹环转式（138），三向给力式（139），双翅展缩式（140），顺逆环转式（141），开腋转腰式（142），摸嘴掏兜式（143），掌心摩顶式（145），顺逆推磨式（134）。

关节与五脏对应，关节的症状，可以抻相应五脏的筋得到缓解；五脏的症状，也可以抻相应关节的筋得到缓解。具体看下面的表，选择抻筋术式。

关节	五脏	抻筋术式及页码
肩	肝	瞠目揪睑式（14），面面俱到式（17），俯仰排浊式（38），望云观天式（42），吸气挺身式（46），欠足够天式（47），弯腰顾盼式（50），展髋外转式（81），骑足外翻式（91），脚掌相背式（100），足踝旋转式（101），欠脚增高式（102），时聚时分式（103），颈背俯伸式（112），俯卧后伸式（116），拉床旋转式（118），肘撑挺腹式（119），退避三舍式（120），夹腿望天式（121），一曲一直式（124），上合下分式（126），分道扬镳式（127），膝髋双分式（128），空蹬单车式（129），反握回旋式（132），旱地划船式（136），胸腹环转式（138），三向给力式（139），双翅展缩式（140），顺逆环转式（141），开腋转腰式（142），摸嘴掏兜式（143），掌心摩顶式（145），顺逆推磨式（134）。
肘	肺、心	鼻翼分飞式（16），捂嘴弄舌式（13），面面俱到式（17），抱颈缩背式（30），摸肩缩背式（32），胸挺指撑式（39），翻手摸背式（55），擎天一柱式（56），白蟒吐舌式（62），伸掌乞天式（64），内环外转式（65），外转伸腕式（67），童子拜佛式（70），劳燕分飞式（71），上倾下斜式（73），左旋右转式（75），指腹抵牛式（77），蜷伸交替式（78），反握回旋式（132），旱地划船式（136），胸腹环转式（138），三向给力式（139），双翅展缩式（140），顺逆环转式（141），开腋转腰式（142），摸嘴掏兜式（143），掌心摩顶式（145），顺逆推磨式（134）。

抻筋

CHEN JIN

154

关节	五脏	抻筋术式及页码
髋	脾	咧嘴伸颌式（15），面面俱到式（17），俯仰排浊式（38），望云观天式（42），吸气挺身式（46），欠足够天式（47），弯腰顾盼式（50），展髋外转式（81），骑足外翻式（91），脚掌相背式（100），足踝旋转式（101），欠脚增高式（102），时聚时分式（103），颈背俯伸式（112），俯卧后伸式（116），拉床旋转式（118），肘撑挺腹式（119），退避三舍式（120），夹腿望天式（121），一曲一直式（124），上合下分式（126），分道扬镳式（127），膝髋双分式（128），空蹬单车式（129），反握回旋式（132），旱地划船式（136），胸腹环转式（138），三向给力式（139），双翅展缩式（140），顺逆环转式（141），开腋转腰式（142），摸嘴掏兜式（143），掌心摩顶式（145），顺逆推磨式（134）。
膝	肾	八戒揪耳式（12），面面俱到式（17），俯仰排浊式（38），望云观天式（42），吸气挺身式（46），欠足够天式（47），弯腰顾盼式（50），展髋外转式（81），骑足外翻式（91），脚掌相背式（100），足踝旋转式（101），欠脚增高式（102），时聚时分式（103），颈背俯伸式（112），俯卧后伸式（116），拉床旋转式（118），肘撑挺腹式（119），退避三舍式（120），夹腿望天式（121），一曲一直式（124），上合下分式（126），分道扬镳式（127），膝髋双分式（128），空蹬单车式（129），反握回旋式（132），旱地划船式（136），胸腹环转式（138），三向给力式（139），双翅展缩式（140），顺逆环转式（141），开腋转腰式（142），摸嘴掏兜式（143），掌心摩顶式（145），顺逆推磨式（134）。

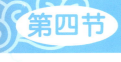

第四节　按肌肉紧缩的状况抻筋

　　肌肉紧缩引发的症状有一定的规律，抻这些肌肉可以缓解症状。主要有引发头颈部症状的3块肌肉、引发上肢症状的11块肌肉和引发腰腿症状的9块肌肉。具体看下面的表，根据紧缩肌肉出现的症状，选择抻筋术式。

一、引发头颈部症状的3块肌肉

紧缩的肌肉	涉及的症状	抻筋术式及页码
胸锁乳突肌	1. 头顶、头前部、面部、下颌、眼眶后部、吞咽时舌痛、眼上方、耳后、颞下颌关节以及三叉神经痛。 2. 头晕、恶心、听力下降甚至失聪、走路不稳甚至意外摔倒。 3. 眼花、眼充血、视力模糊、复视、过度流泪伴流涕、眼睑下垂或痉挛以及阅读时觉字迹跳动。 4. 鼻塞、流涕、喉内黏痰、持续干热或冷战、持续干咳以及压抑感。	侧后倾倒式（24），坐井观天式（28）。

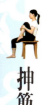

抻筋

CHEN JIN

紧缩的肌肉	涉及的症状	抻筋术式及页码
斜方肌	1. 上部引发的症状：枕部、颈部、颞部、眼眶后部、咬肌、下颌和牙齿疼痛，头晕和紧张性头痛。 2. 中部引发的症状：靠近脊柱两侧的区域疼痛或烧灼痛以及上臂背侧皮肤出现鸡皮疙瘩。 3. 下部引发的症状：以上头颈部症状、脊背僵硬、背部中段压迫性疼痛或烧灼痛以及肩胛骨突出。	侧前倾倒式（22），颌胸顾盼式（26），抱肩缩胸式（34），抱胸扭转式（35），屈颈望胸式（107），仰卧侧拉式（113），仰卧扭转式（114）。
肩胛提肌	1. 颈、项部疼痛和僵硬。 2. 从沿肩胛骨内侧缘向肩或背部的放射痛。 3. 不能向患侧或健侧转动。	头肩争力式（21），颌胸顾盼式（26），侧耳听风式（109），前瞻后顾式（110）。

二、引发上肢症状的11块肌肉

紧缩的肌肉	涉及的症状	抻筋术式及页码
斜角肌	肩、臂、手、胸部、背部广泛性疼痛，或麻木等感觉异常，以及颈肩掣痛、不安甚至抽动。	侧耳寻肩式（25），侧耳听风式（109）。
喙肱肌	1. 三角肌前部、肱三头肌、前臂背侧，以及手背区域疼痛，甚至关联到中指。 2. 上臂前部、前臂和手麻木。 3. 肩关节翻手摸背和上举过头受限。	翻手摸背式（55）。
肱二头肌	1. 肩、臂疼痛，甚至关联到头痛。 2. 肩胛骨区域有模糊的痛感，手臂无力。 3. 前臂旋前（手心向下）伸直手臂受限。	伸掌乞天式（64）。

紧缩的肌肉	涉及的症状		抻筋术式及页码
肱三头肌	1. 肩后部和肘外侧疼痛，还可关联至颈根或颈侧疼痛、闷痛、无力，活动受限。 2. 上臂背侧疼痛、闷痛、无力，活动受限，或前臂尺侧和手尺侧麻木。 3. 肘外侧及沿前臂外侧疼痛、闷痛或无力，活动受限。 4. 肘内侧及沿前臂内侧疼痛、闷痛或无力，活动受限。 5. 肘后部疼痛明显，不能触碰。		双龙护颈式（57），小鸟啄肩式（63）。
菱形肌	1. 沿肩胛骨脊柱缘行走疼痛，休息时更明显。 2. 肩部活动时伴弹响声或嘎吱声。		抱肩缩胸式（34）。
上后锯肌	1. 肩胛骨脊柱缘深部疼痛。 2. 肩、背、肘及腕手桡侧疼痛和或麻木。 3. 小指疼痛或胸痛，深呼吸和咳嗽时加剧。		仰卧侧拉式（113），仰卧扭转式（114）。
冈上肌	1. 肩部外侧深部疼痛，可放射至上臂和前臂外侧，肘外侧，甚至腕关节深部。 2. 活动时肩关节内有咔嗒声或爆裂声，上举痛限。		同冈下肌。
冈下肌	1. 肩前部疼痛，甚关联到上臂、前臂、小指。 2. 后颈部以及肩胛骨内侧缘部疼痛、麻木或僵硬无力。		兜手摸肩式（54）。
小圆肌	1. 肩后部疼痛。 2. 常放射至小指和无名指麻木或针刺感。		同冈下肌。
肩胛下肌	1. 肩部深层严重疼痛，腕背侧持续疼痛。 2. 有时沿上臂背侧向下放射。 3. 肩关节各方向活动均受限，活动伴弹响。		抬肩够背式（59）。
背阔肌	1. 手向前伸时，肩后部和肩胛下角周围疼痛。 2. 有时上肢内侧、手桡尺侧、无名和小指痛。 3. 向前伸或上举痛限。		抱肩缩胸式（34），抱胸扭转式（35），伸臂缩胸式（58），抬肩够背式（59），仰卧侧拉式（113），仰卧扭转式（114）。

抻筋
CHEN JIN

三、引发腰腿症状的9块肌肉

紧缩的肌肉	涉及的症状	抻筋术式及页码
髂腰肌	1. 腰痛或肩胛骨下部至臀上部之间疼痛。 2. 腹股沟及股骨内侧部疼痛。 3. 妇科和男科症状。 4. 腹部腹直肌外缘以外深层，可触及与股直肌走行一致的圆形痛性硬物。仰卧、身体转向健侧时容易触及。	同腹直肌。 望云观天式（42）， 吸气挺身式（46）， 欠足够天式（47）， 挺胸伸腰式（48）， 俯卧后伸式（116）， 肘撑挺腹式（119）， 夹腿望天式（121）。
脊柱深层肌（横突棘肌）	1. 脊柱两旁深层疼痛。 2. 向腹部、臀部、尾骨部和下肢放射痛或麻。 3. 类似脊椎和骶髂关节错位的临床表现。 4. 类似腰椎间盘突出症的临床表现。 5. 类似骨性关节炎的临床表现。	左倾右倒式（43）， 左顾右盼式（44）， 退避三舍式（120）。
脊柱浅层肌（骶棘肌）	1. 脊柱两旁浅层疼痛、过敏或片状麻木，并伴全肌紧张（被称为背肌痉挛）。 2. 向颈部和臀部放射痛或麻木。 3. 单侧痉挛可致脊柱侧弯或椎间盘病变症状；双侧痉挛可致骶髂关节错位。 4. 可致心血管、呼吸、消化等系统症状。	坐躬探足式（41）， 端坐擎天式（37）， 立躬探足式（41）， 左倾右倒式（43）， 左顾右盼式（44）， 欠足够天式（47）， 项背仰屈式（111）， 仰卧够脚式（115）。

紧缩的肌肉	涉及的症状		抻筋术式及页码
下后锯肌	1. 局部疼痛，易被误认为是肾脏不适。 2. 肌肉紧缩，致前屈、旋转受限。 3. 可致所谓"闪腰岔气"症状。		拉床旋转式（118）。
腰方肌	1. 腰侧疼痛，活动和腹压增加时加重。 2. 可放射至髋、臀、骶髂关节、腹股沟和大腿下部。 3. 可引发坐骨神经痛，和骶髂关节错位。		立躬探足式（41）， 左倾右倒式（43）， 左顾右盼式（44）， 抱肩侧屈式（117）。
臀大肌	1. 局部，尤其是骶骨和髂骨附着点疼痛。 2. 可放射至骶部、臀外侧、尾骨和臀沟和坐骨神经疼痛，坐位较重、活动减轻。		收髋内转式（80）， 提踵引力式（85）。
臀中肌	1. 腰、臀部疼痛，腰、髋活动受限，跛行及不能患侧侧卧。 2. 可放射至髂嵴后部、骶骨背面。 3. 挛缩可致骨盆前倾。		提踵引力式（85）。
臀小肌	同臀中肌，但更深在和持续。		提踵引力式（85）。
梨状肌	1. 腰臀部疼痛及放射至下肢疼痛和麻木。 2. 可扭曲骶髂关节致骶骨倾斜，出现双下肢不等长、跛行。 3. 压迫神经，可致下肢疼痛、麻木、刺痛、烧灼感、过度敏感等感觉异常。 4. 压迫或牵拉神经，可致臀部和下肢肿胀感，腹股沟、阴部及直肠疼痛，男、妇科症状以及臀肌萎缩。		同臀中肌。

抻筋
CHEN JIN

索引

一、坐或站立位的抻筋

（一）面部的抻筋——6式

序号	名称	抻的筋	健身功效	页码
1	八戒揪耳式	咬肌、翼外肌、颞肌	1. 缓解眉棱骨、颧骨、鼻旁、嘴外侧和耳前部疼痛不适。 2. 预防和减轻"鱼尾纹"。 3. 对肾有保健作用。	12
2	捂嘴弄舌式	舌部肌肉	1. 缓解舌部不适和味觉不敏感。 2. 有利舌头运动、言语交流，提高语言的学习、模仿能力和味觉的敏感度。 3. 对心有保健作用。	13
3	瞠目揪睑式	眼轮匝肌	1. 缓解眉棱骨和鼻旁部疼痛不适。 2. 有利言语交流，提高语言的学习、模仿能力和味觉的敏感度。 3. 对肝有保健作用。	14
4	咧嘴伸颌式	颈阔肌、二腹肌	1. 缓解颈侧、咽不适，声音嘶哑。 2. 预防和减轻"鸡脖子"，有利歌唱。 3. 对脾有保健作用。	15
5	鼻翼分飞式	颧肌、提上唇肌	1. 缓解颧骨下和鼻旁疼痛不适。 2. 对肺有保健作用。	16
6	面面俱到式	咬肌、翼外肌、翼内肌、眼轮匝肌、颧肌、提上唇肌	1. 缓解眼、舌、唇、鼻、耳疼痛不适。 2. 预防和减轻"鱼尾纹"、"眼袋"和"鸡脖子"。 3. 声音悦耳、歌唱自如、有利言语交流，提高语言的学习、模仿能力和味觉的敏感度。 4. 对肝、心、脾、肺、肾有保健作用。	17

（二）颈部的抻筋——6式

序号	名称	抻的筋	健身功效	页码
1	头肩争力式	头半棘肌、肩胛提肌、足太阳经筋	1. 缓解头、枕后、背、项、眼、耳、鼻、咽疼痛，及后仰眩晕、情绪波动等精神方面异常。 2. 增强头项、五官、胃、肠、背、腰和下肢的功能。	21
2	侧前倾倒式	斜方肌上部、头夹肌、颈夹肌、手三阳经筋	1. 缓解头顶、项部、枕部、颞部、牙、偏头、颅内和从枕部开始向前穿透到眼后部的疼痛不适，以及眩晕、枕后麻木、视力模糊及上肢背侧皮肤敏感或麻木。 2. 增强头、项、五官、咽喉、胸胁、腹、大便、小便的功能。	22
3	侧后倾倒式	胸锁乳突肌、手三阳经筋	1. 缓解胸骨上端、锁骨内侧、眼上方、耳后方及深部疼痛外，还可以缓解颈部僵硬、吞咽时舌头疼痛、眩晕、走路不稳、眼花视力模糊、咽部不适和鼻子堵塞。 2. 增强头、项、五官、咽喉、胸胁、腹、大便、小便的功能。 3. 有调节血压作用。	24
4	侧耳寻肩式	前、中、后斜角肌、手三阳经筋	1. 缓解颈侧、锁骨上窝、胸、背和上肢的疼痛麻木，上肢肿胀、针刺、烧灼感或手突然无力而摔掉东西，以及失眠、易怒、沮丧等精神方面的异常。 2. 增强头、项、五官、咽喉、胸胁、腹、大便、小便的功能。	25
5	颌胸顾盼式	项韧带、斜方肌上部、斜方肌中部、肩胛提肌、手三阳经筋、足太阳膀胱经筋	1. 缓解颈部疼痛不适、眩晕、头痛、牙痛、下颌痛和颈部活动受限。 2. 增强头、项、五官、咽喉、胸胁、腹、胃、肠、背、腰、下肢以及二便的功能。 3. 预防和减轻"电脑疙瘩"。	26
6	坐井观天式	胸锁乳突肌、颈阔肌、手三阳经筋	1. 缓解下颌、咽喉、上胸部刺痛以及面部表情不自如等症状。 2. 增强头、项、五官、咽喉、胸胁、腹、大便、小便的功能。 3. 预防和减轻"鸡脖子"。	28

（三）背部的抻筋——8式

序号	名称	抻的筋	健身功效	页码
1	抱颈缩背式	胸大肌上部、胸小肌、三角肌前部、手三阴经筋	1. 缓解胸、肩、背、上肢内侧及小指疼痛、麻木或不适，以及乳头敏感和乳房疼痛等。 2. 增强咽喉、心、肺、胸、胃、胁肋和上肢的功能。 3. 预防乳腺增生的发生。	30
2	摸肩缩背式	胸大肌下部、胸小肌下部、手三阴经筋	1. 缓解前臂、手或指的麻木及抬臂或向后伸疼痛或受限。 2. 预防和减轻"削肩膀"和"扁平胸"，并能使女性乳房正常发育和丰满。	32
3	抱肩缩胸式	背阔肌、菱形肌、斜方肌下部、足三阳经筋	1. 缓解枕、项、背部中间和外侧、肩后上部、肋间神经、胸椎棘突旁的疼痛不适。 2. 缓解久坐着工作，背部出现的疲劳和不适感。	34
4	抱胸扭转式	背阔肌、斜方肌、横突棘肌、足三阳经筋	1. 缓解背部酸痛和胁肋胀痛。 2. 保护椎间盘、延缓退行性改变。 3. 预防脊柱侧弯和椎间盘突出。	35
5	坐躬探足式	骶棘肌和足三阳经筋	1. 缓解背、腰、臀、腹部疼痛或麻木，心脏不适、胸闷等。 2. 缓解久站久坐或长时间重复同一动作所出现的疲劳、酸痛感。	36
6	端坐擎天式	骶棘肌、背阔肌、足三阳经筋	预防颈、腰椎间盘突出和颈、腰椎骨质增生。	37

序号	名称	抻的筋	健身功效	页码
7	俯仰排浊式	足三阳和足三阴经筋	1. 排出胸、腹部浊气。 2. 缓解长时间坐着工作出现的胸闷、气短、胃满、腹胀等不适。 3. 预防驼背、食欲不振和便秘等的发生。	38
8	胸挺指撑式	三角肌前部、胸大肌下部、手三阴经	1. 加强上肢血液循环，缓解手指疼痛、麻胀和疲劳的作用。 2. 预防和缓解"鼠标手"、腕部和手指腱鞘炎。	39

（四）腰部的抻筋——8式

序号	名称	抻的筋	健身功效	页码
1	立躬探足式	骶棘肌、横突棘肌、腰方肌和足三阳经筋	1. 缓解髋部、臀部、骶髂关节、腹股沟和大腿下部疼痛。 2. 预防脊椎侧弯和双下肢假性不等长（俗称"长短腿"），使体态端庄、步履矫健。	41
2	望云观天式	腹直肌、足三阳经筋及足三阴经筋	1. 缓解腹痛、腹胀、食欲不振、消化不良以及便秘。 2. 预防胸闷、腹痛、腹胀、食欲不振、消化不良、下肢静脉曲张和便秘的发生。	42
3	左倾右倒式	腰方肌、横突棘肌、骶棘肌和足三阳经筋	可以舒肝理气，保持平和心态和愉快心情，使工作效率倍增。	43
4	左顾右盼式	腰方肌、横突棘肌、骶棘肌和足三阳经筋	可以稳定脊椎，预防脊柱相关疾病的发生。对出现的功能性症状，也可以有效地缓解或消除。	44

抻筋 CHEN JIN

序号	名称	抻的筋	健身功效	页码
5	吸气挺身式	腹直肌、足三阳经筋及足三阴经筋	1. 助胃肠运化和二便畅通，使身体状况良好，生活质量提高。 2. 有预防食欲不振、便秘和遗尿的作用。	46
6	欠足够天式	腹直肌、骶棘肌、背阔肌和足三阳经筋及足三阴经筋	1. 有贯通督脉和任脉、调和阴阳、通畅气机、养脑充髓的作用。 2. 有助青年人身心舒畅，老年人延年益寿。	47
7	挺胸伸腰式	腹直肌、股四头肌和足三阳经筋	1. 缓解膝关节疼痛、僵硬无力，腰、膝和腿的麻木刺痛和伸屈受限。 2. 预防和缓解"不安腿"、"生长痛"。 3. 预防膝关节劳损和退行性改变。	48
8	弯腰顾盼式	前锯肌、足三阳和三阴经筋	1. 缓解肩峰下缘痛、肋间痛、胁肋胀闷、手臂和前臂内侧及小手指刺痛或麻木、乳房异常敏感、深呼吸受限和心前区不适。 2. 增多氧气吸入，使人精神舒畅、健康长寿。 3. 有减去腰部赘肉的功效。	50

（五）肩部的抻筋——6式

序号	名称	抻的筋	健身功效	页码
1	兜手摸肩式	冈下肌、三角肌后部和手三阳经筋	1. 缓解项部、肩胛骨、肩前方、上肢到小手指的疼痛或麻木，以及肩和手臂的僵硬、疼痛和不能压着肩部侧卧。 2. 预防肩周炎的发生。	54
2	翻手摸背式	胸大肌、胸小肌、喙肱肌、三角肌前部和手三阴经筋	1. 缓解肩前部、上肢背面和中指的疼痛或麻木。 2. 预防肩周炎的发生。	55
3	擎天一柱式	尺侧腕屈肌、掌长肌和手三阴经筋	1. 缓解肘内侧、手根部、上肢疼痛、烧灼或麻木感以及抓握东西无力、无名指和小指弯曲伸直障碍。 2. 缓解长时间写字、画图或"十字绣"的手腕及手指的疲劳和酸痛。	56
4	双龙护颈式	肱三头肌、桡侧伸腕长肌、桡侧伸腕短肌和手三阳经筋	1. 缓解颈、项、肩、肘、腕、手的疼痛不适和疲劳。 2. 保持手的轻巧灵活，预防肩周炎、"网球肘"、"高尔夫球肘"、神经根型颈椎病和老年人拿东西不稳甚或失控。	57
5	伸臂缩胸式	三角肌后部、背阔肌和手三阳经	缓解肩、背和上肢的疲劳、无力和酸痛不适。	58
6	抬肩够背式	背阔肌、肩胛下肌和手三阳经筋	1. 缓解肩部深层、手腕背侧、沿着上臂背侧向下放射的疼痛或麻木，以及肩关节旋转受限。 2. 预防肩周炎的发生。	59

抻筋
CHEN JIN

（六）肘部的抻筋——6式

序号	名称	抻的筋	健身功效	页码
1	蟒蛇转头式	桡侧伸腕长肌、桡侧伸腕短肌、手三阳经筋	1. 缓解工作中肘腕指的疲劳。 2. 预防"网球肘"、腕部腱鞘炎和"鼠标手"的发生。	61
2	白蟒吐舌式	尺侧腕屈肌、掌长肌、指屈肌、手三阴经筋	1. 缓解前臂掌侧近端牵扯到手指的疼痛或麻木，以及不受控制的手指颤动。 2. 缓解打网球、打高尔夫球、划船、长途驾驶汽车和长时间弹奏乐器后的肘、腕、指酸痛不适和疲劳感。 3. 预防腕管综合征、手指腱鞘炎和"鼠标手"的发生。	62
3	小鸟啄肩式	肱三头肌、指伸肌、尺侧腕伸肌、手三阳经筋	1. 缓解肘外侧、前臂背侧、中指、无名指、腕、手和1~4指背侧的疼痛或麻木。 2. 预防腕尺管综合征、腕关节劳损和"鼠标手"的发生。	63
4	伸掌乞天式	肱二头肌、掌长肌、手三阴经筋	1. 缓解长时间操作电脑、绣十字绣和打麻将出现的疲劳、疼痛、不适或麻胀。 2. 有利于智能的开发以及预防老年性痴呆的发生。	64
5	内环外转式	桡侧伸腕长肌、桡侧伸腕短肌、尺侧腕屈肌、掌长肌、指屈肌、手三阴经筋	1. 缓解肘、腕的疲劳。 2. 预防"高尔夫球肘"和腕尺管综合征的发生。	65

序号	名称	抻的筋	健身功效	页码
6	外转伸腕式	尺侧腕屈肌、掌长肌、指屈肌、手三阴经筋	1. 缓解肘、腕的疲劳。 2. 预防"高尔夫球肘"和腕尺管综合征的发生。	67

（七）腕手部的抻筋——7式

序号	名称	抻的筋	健身功效	页码
1	童子拜佛式	桡侧腕屈肌、尺侧腕屈肌、掌长肌和手三阴经筋	1. 缓解频繁使用鼠标和发短信的手指疲劳。 2. 增强腕、手关节的活动度和控制能力，助于手部操作的稳定性和灵活性。 3. 预防手指腱鞘炎、"鼠标手"及老年性痴呆的发生。	70
2	劳燕分飞式	桡侧伸腕长肌、桡侧伸腕短肌、尺侧腕屈肌、掌长肌、指屈肌和手三阴经筋及手三阳经筋	1. 缓解频繁使用鼠标和发短信的手指疲劳。 2. 增强腕、手关节的活动度和控制能力，有助于手部操作的稳定性和灵活性。 3. 预防手指腱鞘炎、"鼠标手"及老年性痴呆的发生。	71

抻筋
CHEN JIN

序号	名称	抻的筋	健身功效	页码
3	上倾下斜式	桡侧伸腕长肌、桡侧伸腕短肌、尺侧腕屈肌、掌长肌、指屈肌和手三阴经筋及手三阳经筋	1. 缓解频繁使用鼠标和发短信的手指疲劳。 2. 增强腕、手关节的活动度和控制能力，有助于手部操作的稳定性和灵活性。 3. 预防手指腱鞘炎、"鼠标手"及老年性痴呆的发生。	73
4	左旋右转式	桡侧伸腕长肌、桡侧伸腕短肌、尺侧腕屈肌、掌长肌、指屈肌和手三阴经筋及手三阳经筋	1. 缓解频繁使用鼠标和发短信的手指疲劳。 2. 增强腕、手关节的活动度和控制能力，有助于手部操作的稳定性和灵活性。 3. 预防手指腱鞘炎、"鼠标手"及老年性痴呆的发生。	75
5	握拳贯力式	骨间背侧肌、指伸肌腱和手三阳经筋	1. 缓解频繁使用鼠标和发短信的手指疲劳。 2. 增强腕、手关节的活动度和控制能力，有助于手部操作的稳定性和灵活性。 3. 预防手指腱鞘炎、"鼠标手"及老年性痴呆的发生。	76
6	指腹牴牛式	指屈肌和手三阴经筋	1. 缓解频繁使用鼠标和发短信的手指疲劳。 2. 增强腕、手关节的活动度和控制能力，有助于手部操作的稳定性和灵活性。 3. 预防手指腱鞘炎、"鼠标手"及老年性痴呆的发生。	77

序号	名称	抻的筋	健身功效	页码
7	蜷伸交替式	腕和手的伸肌和屈肌，以及手三阳和三阴经筋	1. 缓解频繁使用鼠标和发短信的手指疲劳。 2. 增强腕、手关节的活动度和控制能力，有助于手部操作的稳定性和灵活性。 3. 预防手指腱鞘炎、"鼠标手"及老年性痴呆的发生。	78

（八）髋部的抻筋——6式

序号	名称	抻的筋	健身功效	页码
1	收髋内转式	阔筋膜张肌、臀大肌和足三阳经筋	1. 缓解下腰部、臀部、尾骨和大腿外侧僵硬、疼痛、麻木甚至烧灼感，以及不能快走，感觉两条腿一长一短，不能向患侧侧卧。 2. 使体态轻盈、步履矫健，保持良好身材。 3. 有预防腰部、髋关节和膝关节病变的发生作用。	80
2	展髋外转式	股内收肌群、缝匠肌和足三阴经筋	1. 缓解大腿根、大腿内侧、髋关节、会阴部、膝内侧和小腿内侧疼痛不适。 2. 使下肢的运动自如、步履稳健、性生活和谐。 3. 有预防腰部、髋关节和膝关节病变的发生作用。	81
3	股胸相触式	大腿后肌群、足三阳经筋	1. 缓解臀沟、腘窝、小腿后面上部疼痛不适或麻木。 2. 还有预防腰腿痛、腰椎间盘突出症和腰椎管狭窄的发生。	83
4	伸腿殿后式	股四头肌、足三阳经筋	1. 缓解下肢疲劳、疼痛不适和下蹲费劲。 2. 预防腰腿痛、腰椎间盘突出症和腰椎管狭窄的发生。	84

抻筋
CHEN JIN

序号	名称	抻的筋	健身功效	页码
5	提踵引力式	臀大肌、臀中肌、臀小肌、足三阳经筋	1. 缓解腰骶部、臀部外侧、足跟、臀沟、大腿后面和外面、小腿后面和外面的疼痛不适或麻木，以及走不多远和跛行。 2. 预防腰椎间盘突出症和腰椎管狭窄的发生。	85
6	前屈后蹬式	股四头肌、足三阳经筋	1. 缓解腰、臀、腿疼痛不适和麻木。 2. 预防腰椎间盘突出症和腰椎管狭窄的发生。	86

（九）膝部的抻筋——6式

序号	名称	抻的筋	健身功效	页码
1	踵臀相触式	股四头肌和足三阳经筋	1. 缓解膝、髋疼痛不适，使膝关节活动自如，年轻人步履轻盈，中年人步履矫健，老年人"人老腿不老"。 2. 有预防膝关节骨性关节炎发生的作用。	89
2	伸直贯力式	腘肌、跖肌和足三阳经筋	1. 缓解膝后部、小腿内后方疼痛，以及蹲坐、跑步、走路、走下坡路或者下楼梯时疼痛加重和妨碍膝关节的正常屈曲。 2. 有滑利关节、增强肌力。 3. 预防膝关节骨性关节炎发生的作用。	90
3	骑足外翻式	股内收肌群和足三阴经筋	1. 缓解膝关节疲劳和疼痛不适。 2. 滑利关节、增强肌力。 3. 预防膝关节骨性关节炎的发生。	91
4	膝内脚外式	阔筋膜张肌和足三阳经筋	1. 缓解膝关节疲劳和疼痛不适。 2. 滑利关节、增强肌力。 3. 预防膝关节骨性关节炎的发生。	92

序号	名称	抻的筋	健身功效	页码
5	腿静髌动式	股四头肌和足三阳经筋	1. 缓解膝关节疲劳和疼痛不适。 2. 滑利关节、增强肌力。 3. 预防膝关节骨性关节炎的发生。	93
6	前弓后绷式	腓肠肌、比目鱼肌、足三阳经筋	1. 缓解小腿后面肌肉疲劳所致的疼痛不适或麻木。 2. 增强上背部和大腿肌肉的力量和关节活动度。 3. 预防背痛、"打软腿"和膝关节骨性关节炎的发生。	94

（十）踝部的抻筋——7式

序号	名称	抻的筋	健身功效	页码
1	足底上勾式	腓肠肌、比目鱼肌、足三阳经筋	1. 缓解腰部、骶髂关节、小腿后面中部、内踝前面、跟腱、足跟后面和下面、腘部外侧、内踝和脚下内侧疼痛不适或麻木。 2. 加强踝关节的力量和活动度。 3. 预防踝关节骨性关节炎的发生。	96
2	坐位芭蕾式	胫骨前肌、趾长伸肌、拇长伸肌、足三阳经筋	1. 缓解踝关节前部、足部、1~4趾趾尖疼痛不适，第1和2趾骨背侧麻木，以及腿前部肌肉无力、大脚趾内侧和背侧的无力或僵硬。 2. 解除用力踢足球、不停地踩油门和刹车、长途骑自行车、爬很长楼梯时的疲劳。 3. 预防儿童"生长痛"的发生。	97
3	脚掌相对式	趾长伸肌、腓肠肌外侧头、足三阳经筋	1. 解除用力踢足球、不停地踩油门和刹车、长途骑自行车、爬很长楼梯时的疲劳。 2. 预防足跟痛的发生。	99

序号	名称	抻的筋	健身功效	页码
4	脚掌相背式	腓肠肌内侧头、足三阴经筋	1. 解除用力踢足球、不停地踩油门和刹车、长途骑自行车、爬很长楼梯时的疲劳。 2. 预防足跟痛的发生。	100
5	足踝旋转式	腓肠肌、比目鱼肌、胫骨前肌、拇长伸肌、趾长伸肌、足三阳经筋、足三阴经筋	1. 解除用力踢足球、不停地踩油门和刹车、长途骑自行车、爬很长楼梯时的疲劳。 2. 预防足跟痛的发生。	101
6	欠脚增高式	腓肠肌内侧头、趾短屈肌、足三阴经筋	1. 缓解足底前方和后方疼痛、足部酸痛、足底的无力和足弓消失。 2. 解除用力踢足球、不停地踩油门和刹车、长途骑自行车、爬很长楼梯时的疲劳。 3. 预防足跟痛和扁平足的发生。	102
7	时聚时分式	胫骨前肌、腓骨肌、足三阳、足三阴经	1. 缓解小腿外侧、踝前部、脚外侧、脚后跟外侧的疼痛不适或麻木，以及踝、足无力。 2. 增强足、踝部的肌力和活动度，解除用力踢足球、不停地踩油门和刹车、长途骑自行车、爬很长楼梯时的疲劳。 3. 预防踝关节骨性关节炎的发生。	103

二、卧位的抻筋

（一）颈椎的卧位抻筋——4式

序号	名称	抻的筋	健身功效	页码
1	屈颈望胸式	斜方肌上部、头半棘肌、足三阳经筋	1. 缓解颈项部和上肢肌肉疲劳所致的疼痛不适或麻木。 2. 增强颈项和上肢肌肉的力量和关节的活动度。 3. 预防颈椎间盘退变、颈椎病、肩周炎和颈椎脊柱相关疾病的发生。	107
2	仰头觑天式	颈阔肌、二腹肌、下颌舌骨肌、手三阳经筋	1. 缓解颈项部和上肢肌肉疲劳所致的疼痛不适或麻木。 2. 增强颈项和上肢肌肉的力量和关节的活动度。 3. 预防颈椎间盘退变、颈椎病、肩周炎和颈椎脊柱相关疾病的发生。	108
3	侧耳听风式	前中后斜角肌、肩胛提肌、手三阳经筋	1. 缓解颈项部和上肢肌肉疲劳所致的疼痛不适或麻木。 2. 增强颈项和上肢肌肉的力量和关节的活动度。 3. 预防颈椎间盘退变、颈椎病、肩周炎和颈椎脊柱相关疾病的发生。	109
4	前瞻后顾式	胸锁乳突肌、头夹肌、颈夹肌、肩胛提肌、手三阳经筋	1. 缓解颈项部和上肢肌肉疲劳所致的疼痛不适或麻木。 2. 增强颈项和上肢肌肉的力量和关节的活动度。 3. 预防颈椎间盘退变、颈椎病、肩周炎和颈椎脊柱相关疾病的发生。	110

抻筋 CHEN JIN

（二）胸椎卧位的抻筋——4式

序号	名称	抻的筋	健身功效	页码
1	项背仰屈式	骶棘肌胸段、棘上韧带胸段、足三阳经筋	1. 缓解项背和腰部肌肉疲劳所致的疼痛不适或麻木。 2. 增强项背和腰部肌肉的力量和关节的活动度。 3. 预防胸椎间盘退变、胸椎脊柱相关疾病以及颈椎病、腰椎病的发生。	111
2	颈背俯伸式	胸大肌、胸小肌、三角肌前部、手三阴经筋	1. 缓解颈背和肩部肌肉疲劳所致的疼痛不适或麻木。 2. 增强颈背和肩关节肌肉的力量和关节的活动度。 3. 预防颈椎间盘退变、颈椎脊柱相关疾病以及颈椎间盘突出症和肩周炎的发生。	112
3	仰卧侧拉式	斜方肌下部、背阔肌、上后锯肌、足三阳经筋	1. 缓解背和腰部肌肉疲劳所致的疼痛不适或麻木。 2. 增强背和腰部肌肉的力量和关节的活动度。 3. 预防胸、腰椎间盘退变，胸、腰椎脊柱相关疾病以及胸、腰椎间盘突出症的发生。	113
4	仰卧扭转式	斜方肌下部、背阔肌、上后锯肌、足三阳经筋	1. 缓解背和腰部肌肉疲劳所致的疼痛不适或麻木。 2. 增强背和腰部肌肉的力量和关节的活动度。 3. 预防胸、腰椎间盘退变，胸、腰椎脊柱相关疾病以及胸、腰椎间盘突出症的发生。	114

序号	名称	抻的筋	健身功效	页码
3	一曲一直式	股内收肌群、腓肠肌内侧头、足三阴经筋	1. 缓解大腿内侧肌肉疲劳所致的疼痛不适或麻木。 2. 增强大腿内侧肌肉的力量和关节活动度。 3. 预防性功能障碍、男科病、妇科病和股骨头缺血性坏死的发生。	124
4	一正一反式	阔筋膜张肌、腓肠肌外侧头、足三阳经筋	1. 缓解大腿外侧肌肉疲劳所致的疼痛不适或麻木。 2. 增强大腿肌肉的力量和关节活动度。 3. 预防股外侧皮神经痛和股骨头缺血性坏死的发生。	125
5	上合下分式	肱三头肌、背阔肌、股内收肌群、手三阳和足三阴经筋	1. 缓解上臂后面和大腿外侧肌肉疲劳所致的疼痛不适或麻木。 2. 增强上臂和大腿肌肉的力量和关节活动度。 3. 预防性功能障碍、男科病、妇科病和股骨头缺血性坏死的发生。	126
6	分道扬镳式	背阔肌、股四头肌、手三阳和足三阳经筋	1. 缓解背部和大腿前面肌肉疲劳所致的疼痛不适或麻木。 2. 增强上背部和大腿肌肉的力量和关节活动度。 3. 预防背痛、"打软腿"和膝关节骨性关节炎的发生。	127
7	膝髋双分式	股内收肌群、足三阴经筋	1. 缓解大腿内侧肌肉疲劳所致的疼痛不适或麻木。 2. 增强大腿肌肉的力量和关节活动度。 3. 预防性功能障碍、男科病、妇科病和股骨头缺血性坏死的发生。	128
8	空蹬单车式	股四头肌、股二头肌、半腱肌、半膜肌、足三阳和足三阴经筋	1. 缓解膝关节疲劳和疼痛不适。 2. 滑利关节，增强肌力，预防膝关节骨性关节炎的发生。	129

抻筋
CHEN JIN

三、连续动作的抻筋

序号	名称	抻的筋	健身功效	页码
1	反握回旋式	上肢、胸背部肌肉、手三阴、足三阴及手三阳经筋	1. 缓解上肢和胸、背部肌肉疲劳所致的疼痛不适或麻木。 2. 增强上肢和胸、背部肌肉的力量及关节活动度和韧带的韧性和血管的弹性，疏通全身经络气血。 3. 预防背痛、上肢痛、肩周炎、"网球肘"的发生。	132
2	顺逆推磨式	上肢、胸背部肌肉、手三阴、足三阴及手三阳经筋	1. 缓解全身肌肉疲劳所致的疼痛不适或麻木。 2. 增强全身肌肉的力量及关节活动度和韧带的韧性和血管的弹性，疏通全身经络气血。 3. 有强身健体、益寿延年的功效。	134
3	旱地划船式	上肢、胸背部肌肉、手三阴、足三阴及手三阳经筋	1. 缓解全身肌肉疲劳所致的疼痛不适或麻木。 2. 增强全身肌肉的力量及关节活动度和韧带的韧性和血管的弹性，疏通全身经络气血。 3. 有强身健体、益寿延年的功效。	136
4	胸腹环转式	上肢、胸背部肌肉、手三阴、足三阴及手三阳经筋	1. 缓解上肢和胸、背部肌肉疲劳所致的疼痛不适或麻木。 2. 增强上肢和胸、背部肌肉的力量及关节活动度和韧带的韧性和血管的弹性，疏通全身经络气血。 3. 预防背痛、上肢痛、肩周炎、"网球肘"和腕指部腱鞘炎的发生。	138
5	三向给力式	上肢、胸背部肌肉、手三阴、足三阴及手三阳经筋	1. 缓解上肢和胸、背部肌肉疲劳所致的疼痛不适或麻木。 2. 增强上肢和胸、背部肌肉的力量及关节活动度和韧带的韧性和血管的弹性，疏通全身经络气血。 3. 预防背痛、上肢痛、肩周炎、"网球肘"和腕指部腱鞘炎的发生。	139

序号	名称	抻的筋	健身功效	页码
6	双翅展缩式	上肢、胸背部肌肉、手三阴、足三阴及手三阳经筋	1. 缓解上肢和胸、背部肌肉疲劳所致的疼痛不适或麻木。 2. 增强上肢和胸、背部肌肉的力量及关节活动度和韧带的韧性和血管的弹性，疏通全身经络气血。 3. 预防背痛、上肢痛、肩周炎、"网球肘"的发生。	140
7	顺逆环转式	上肢、胸背部肌肉、肱二头肌、肱三头肌、桡侧伸腕肌和手三阴、足三阴及手三阳经筋	1. 缓解上肢和胸、背部肌肉疲劳所致的疼痛不适或麻木。 2. 增强上肢和胸、背部肌肉的力量及关节活动度和韧带的韧性和血管的弹性，疏通全身经络气血。 3. 预防背痛、上肢痛、肩周炎、"网球肘"的发生。	141
8	开腋转腰式	上肢、胸背部肌肉、手三阴、足三阴及手三阳经筋	1. 缓解上肢和胸、背部肌肉疲劳所致的疼痛不适或麻木。 2. 增强上肢和胸、背部肌肉的力量及关节活动度和韧带的韧性和血管的弹性，疏肝解郁。 3. 预防背痛、上肢痛、肩周炎、网球肘及胸、腰椎间盘突出症的发生。	142
9	摸嘴掏兜式	上肢、胸背部肌肉、手三阴、足三阴及手三阳经筋	1. 缓解上肢和胸、背部肌肉疲劳所致的疼痛不适或麻木。 2. 增强上肢和胸、背部肌肉的力量及关节活动度和韧带的韧性和血管的弹性，疏通全身经络气血。 3. 预防背痛、上肢痛、肩周炎、"网球肘"的发生。	143

序号	名称	抻的筋	健身功效	页码
10	掌心摩顶式	上肢、胸背部肌肉、手三阴、足三阴及手三阳经筋	1. 缓解上肢和胸、背部肌肉疲劳所致的疼痛不适或麻木。 2. 增强上肢和胸、背部肌肉的力量，增强关节活动度、韧带的韧性和血管的弹性，疏通全身经络气血。 3. 预防背痛、上肢痛、肩周炎、"网球肘"的发生。	145
11	腰胯回旋式	本方法抻的是全身肌肉和手三阴、三阳及足三阴、三阳经筋	1. 缓解全身的疲劳。 2. 增强全身肌肉的力量，增强关节活动度、韧带的韧性和血管的弹性，疏通全身经络气血，提高生活质量，健康长寿。 3. 预防颈椎病、腰椎间盘突出症、坐骨神经痛、肩周炎、股骨头缺血性坏死等多种疾病。	146

图书在版编目（CIP）数据

抻筋／田纪钧著. — 2 版. — 北京 ：北京出版社，
2017.9
ISBN 978 – 7 – 200 – 12717 – 1

Ⅰ．①抻… Ⅱ．①田… Ⅲ．①经筋—穴位疗法 Ⅳ.
①R245.9

中国版本图书馆 CIP 数据核字（2017）第 005012 号

抻　筋
CHEN JIN
田纪钧 著
*
北 京 出 版 集 团 公 司
出版
北 京 出 版 社
（北京北三环中路 6 号）
邮政编码：100120
网　　　址：www . bph . com . cn
北 京 出 版 集 团 公 司 总 发 行
新 华 书 店 经 销
北京市雅迪彩色印刷有限公司印刷
*
889 毫米 ×1194 毫米　　24 开本　　8 印张　　150 千字
2017 年 9 月第 2 版　　2017 年 9 月第 1 次印刷
ISBN 978 – 7 – 200 – 12717 – 1
定价：39.80 元
如有印装质量问题，由本社负责调换
质量监督电话：010 – 58572393
责任编辑电话：010 – 58572413

三好图书网
www.3hbook.net

好人 · 好书 · 好生活

我们专为您提供
健康时尚、**科技新知**以及**艺术鉴赏**方面的**正版图书**。

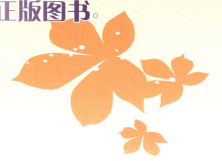

入会方式

1. 登录**www.3hbook.net**免费注册会员。
（为保证您在网站各种活动中的利益，请填写真实有效的个人资料）

2. 填写下方的表格并邮寄给我们，即可注册成为会员。（以上注册方式任选一种）

会员登记表

姓名：_____　性别：_____　年龄：_____

通讯地址：_____

_____

e-mail：_____

电话：_____

希望获取图书目录的方式（任选一种）：

邮寄信件 □　　　　　e-mail □

为保证您成为会员之后的利益，请填写真实有效的资料！

会员优待

· 直购图书可享受优惠的折扣价
· 有机会参与三好书友会线上和线下活动
· 不定期接收我们的新书目录

网上活动

请访问我们的网站：**www.3hbook.net**

三好图书网
www.3hbook.net
地　址：北京市西城区北三环中路6号 北京出版集团公司7018室　联系人：张薇
邮政编码：100120　电　话：(010) 58572289　传　真：(010) 58572288

品好书，做好人，享受好生活！